医者いらずになる「1分間健康法」

帯津良一×鳴海周平

ワニブックス
|PLUS|新書

はじめに

たったの1分で、誰もが健康になれる！


「そんな短時間で、本当に健康になれるの？」

はい、健康になるためには1分間で十分です。

試しに、どこかのページを開いてみてください。


……いかがでしょうか。

簡単にできそうでしょう？

そう、とても簡単で、しかも「よく効く」のです。

本書で紹介している17の健康法には3つの大きな特長があります。

1つめは、タイトルどおり「1分間でできる」こと。

どんなによい健康法でも、面倒なものはなかなか長続きしません。「継続は力なり」に重きをおいて、短時間で簡単にできるものを選りすぐりました。

2つめは、実際に私が試してみてよかったもの。

巷で「健康によい」といわれている情報を一定期間（たいていは3年以上）実践し、効果が実感できたものだけを紹介しています。

3つめは、自分に合った健康法を見つけて継続すると「医者いらず」になれること。

氣持ちよく続けているうちに、悩みの症状は消え、いつの間にか理想の健康体になっている自分に氣づくでしょう。

私が、もう10年以上もお医者さんのお世話になっていないように、あなたも「医者いらず」になるための最良の「1分間健康法」と出会えることを、こころから願っています。

本書では、長年親しくお付き合いをいただいている帯津三敬病院・名誉院長の帯津良一先生に、医学的な見解から「なぜ効くのか？」ということを、わかりやすく解説していただきました。

人間をまるごと診る「ホリスティック医学」の第一人者である帯津良一先生と、共著として発刊できます光栄にあらためて感謝申し上げます。

本書が少しでも「健幸」な毎日のお役に立てましたら幸いです。

鳴海周平

目次

本書で紹介する健康法は、私が実際に試してみてよかったものだけを厳選しています。

どの健康法も生命力を根本から強くしてくれるので、どんな症状にも万能といってよいものばかりですが、わかりやすいように、特徴的な効果や、とくにオススメの症状をそれぞれに記載しました。

ただし、ここで紹介する健康法は（何度も言いますが）どんな症状にも万能といってよいものばかりですので「なんだか氣持ちがいいな」と思ったら、それが今のあなたに適した健康法です。からだは常に変化していますから、そのときに「氣持ちいい」と思うものを選んで、無理のない範囲でおこなってみてください。

環境や体質の違いなどによっても、効果の感じ方は人それぞれですが「継続は力なり」。毎日の習慣が、きっとあなたを「医者いらず」にしてくれるでしょう。

本書が健康で快適な毎日のお役に立てますことをこころより願っております。

1

両手をすり合わせてから、顔をこすって頭をもむ（と、内臓が元氣になる）

主な効果

内臓全般の調子がよくなる
心身に氣力が漲《みなぎ》る　血流がよくなる

特にこんな人へオススメ

- ☑ 内臓で氣になるところがある／食欲がわかない
- ☑ 目が疲れる・ドライアイ
- ☑ なんとなく元氣が出ない／やる氣が出ない
- ☑ 顔色がよくない
- ☑ 高血圧・低血圧

「顔はその人のカルテ」とはよくいったもので、顔には体調がはっきりと現れます。

「顔色がいい」とか「悪い」とか言いますね（顔そのものではありませんよ）。

つまり、**顔には内臓の状態が反映されている**のです。

では、顔色をよくしたら、内臓も元氣になるのでは……そう思いませんか？

じつは、中国・清の時代にも、同じようなことを考えている人がいたのです。


『養生外史（中国篇）』（吉元昭治著・医道の日本社）によれば、清代の『養生随筆』に、

「朝起きてまず顔を洗うが、そのほか食後、昼寝後、夕方と、いつも習慣にしたほうがよい。何故かというと顔は五臓が現れる場所だから、何回も洗うことは五臓を元氣づけることになる」という記述があるそうです。

五臓とは内臓全般のことなので**「顔を刺激すれば、内臓も刺激されて元氣になる」**と言っているわけですね。

「でも、そんなにしょっちゅうは顔を洗えないでしょう？」

はい、おっしゃるとおりですが、「顔をこする」ことでも同じ効果が得られますのでご安心を。江戸時代から読み継がれている貝原益軒《かいばらえきけん》さんの『養生訓』にも次のような記述があります。

「顔は五臓が現れる場所であるから、髪の生え際から下に数回手でなで下ろすとよい。こうすることで氣をめぐらし、顔色がよくなる。

左右の中指で、鼻の両脇と両耳の付け根を何回もなでるとよい」

顔には、東洋医学でいう経穴（ツボ）がたくさん集まっているので、ただ**こするだけで広範囲のツボ刺激をしていることになる**んですね。また、顔は血流量が多いため、顔をこすることで**全身の血行もよくなります**。

「顔こすりをおこなうと、全身がポカポカ温かくなる」という声が多いのは、こうした理由からでしょう。

顔こすりをおこなう前に、両手をしっかりすり合わせるとさらに効果的。
手にあるたくさんのツボも、すり合わせることで刺激されるからです。
同じ理由から、そのまま頭もマッサージすると、よりいっそう効果が高まります。

先ずは、両手をしっかりすり合わせる。
それから、顔をこする。
そしてそのまま、頭もマッサージ。
これで終了です。

えっ、時間はどのくらい必要か、ですか？
両手をすり合わせて、顔をこすり、頭もマッサージして、合計1分もあれば十分です。だって、この本『1分間健康法』ですから。

顔をこする、頭をもむ

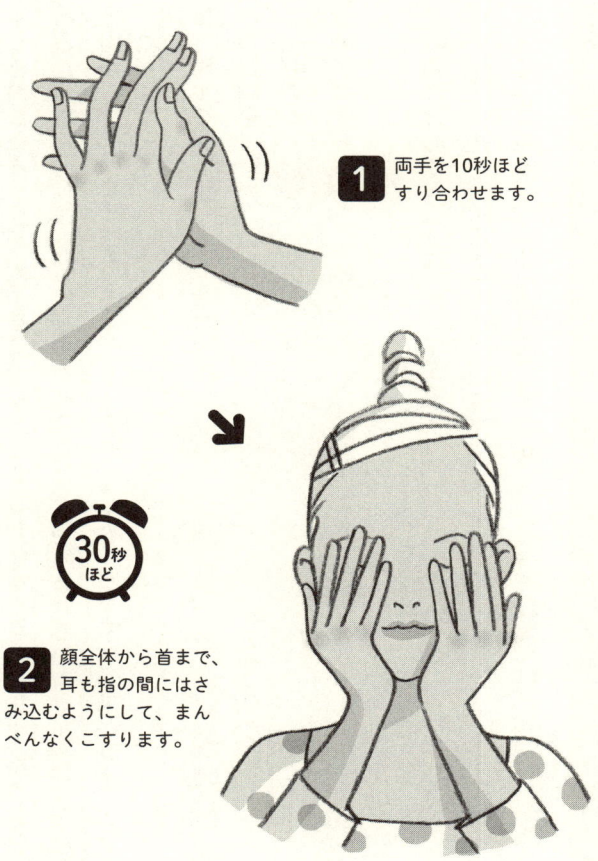

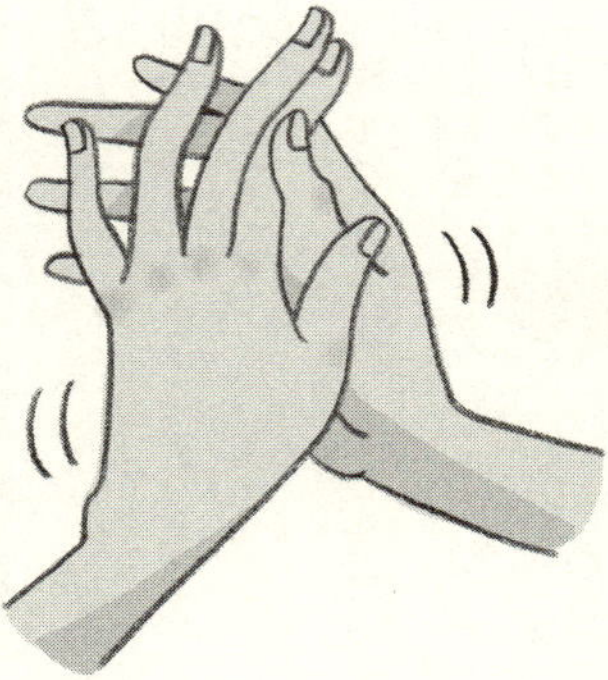

1 両手を10秒ほどすり合わせます。

2 顔全体から首まで、耳も指の間にはさみ込むようにして、まんべんなくこすります。

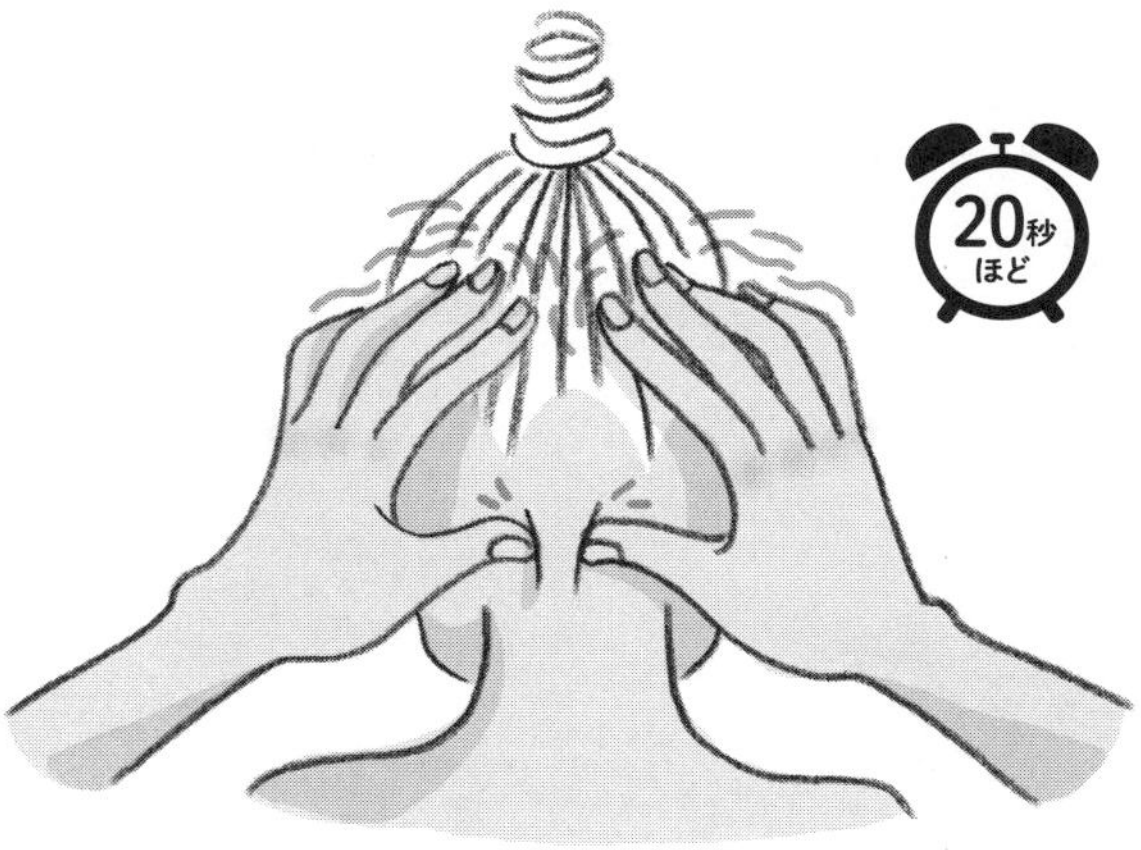

3 そのまま頭もマッサージ。手のひらで頭を包むようにして、後頭部の髪の生え際も親指でもみます。

もう1分で、さらに効果アップ！

顔の各部をマッサージ

顔の各ゾーンをマッサージすることで、よりいっそうの効果が実感できます。それぞれ10秒ぐらいずつかけて、当てた指を小刻みに動かしながら、皮膚をマッサージする感じで、やさしく撫でましょう。

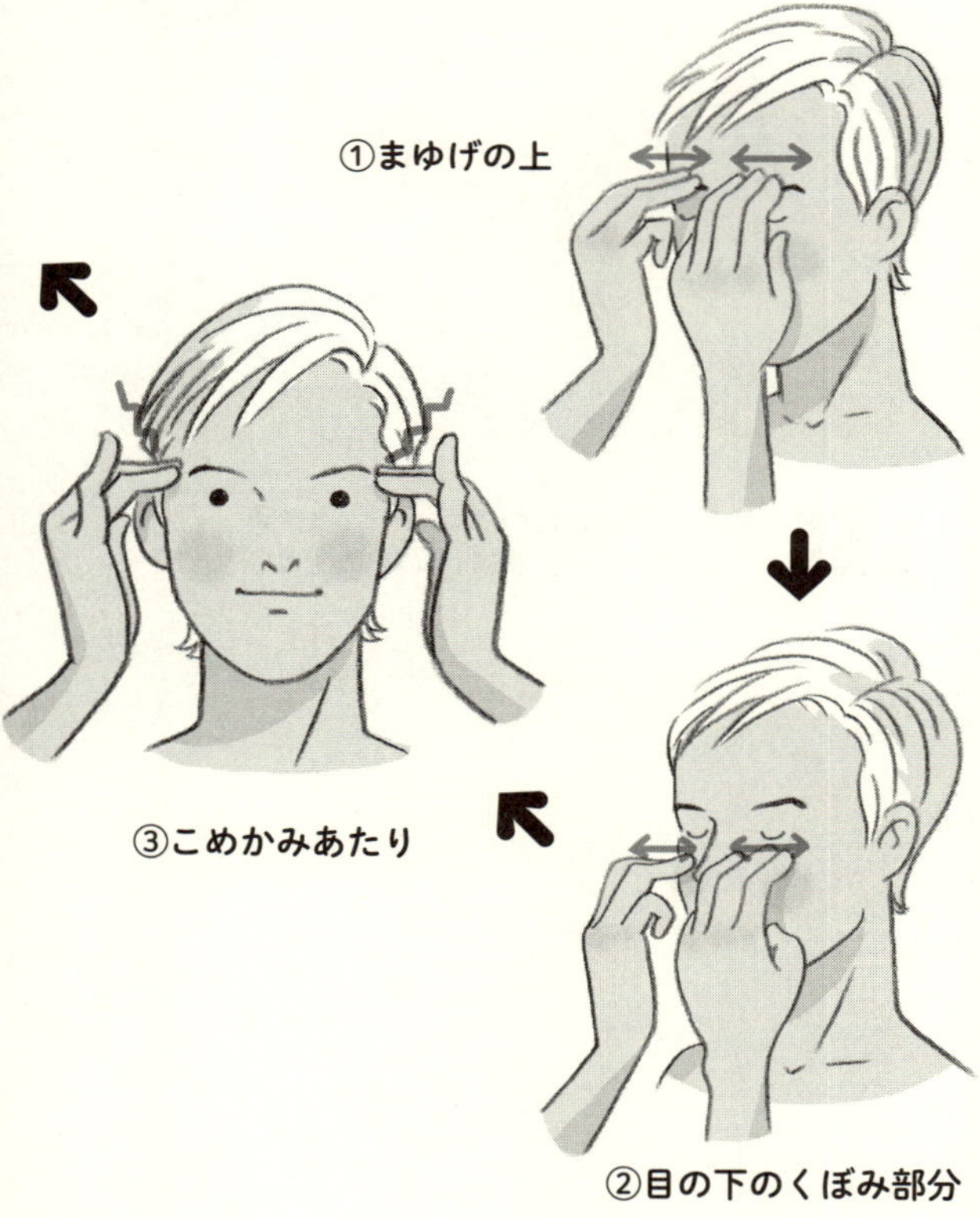

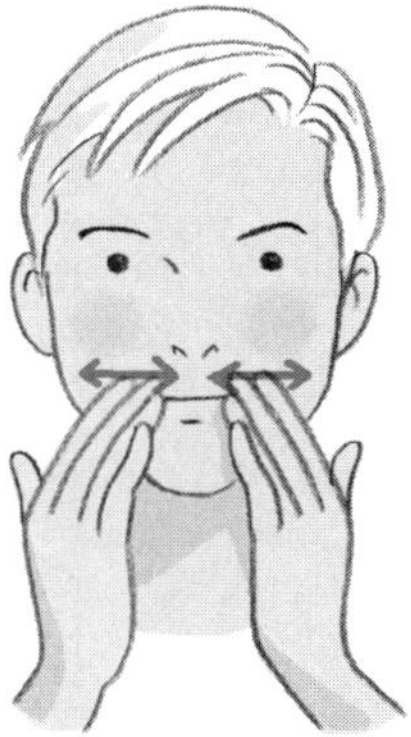

④口の上（上歯茎のあたり）

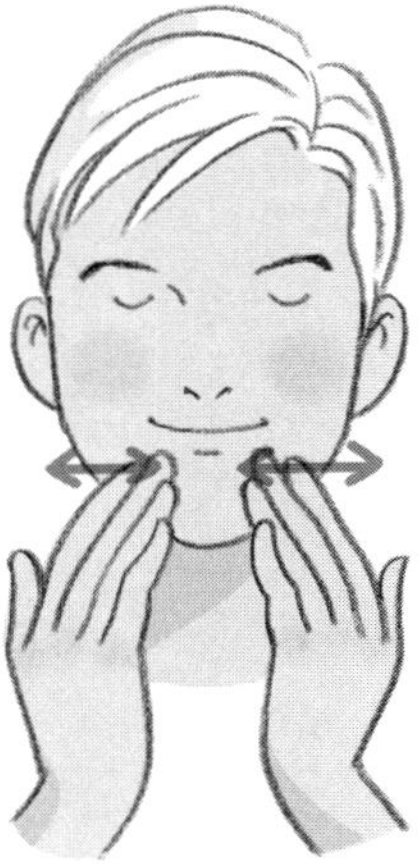

⑤口の下（下歯茎のあたり）

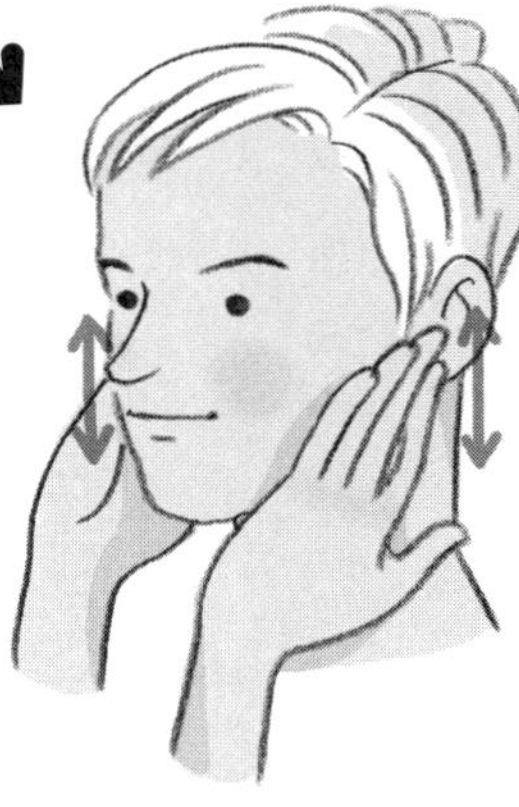

⑥あごの付け根あたり

帯津良一の健康法のツボ ①

免疫力も自然治癒力も要は人相なのだ！

もう25年くらい以前のことですが、日本ホリスティック医学協会の秋のシンポジウムに久留米大学の横山三男《よこやまみつお》教授（免疫学）が登場したことがありました。アメリカでの長い研究生活から身についたものか、それとも天性のものか、飛んだり跳ねたりのジェスチャーたっぷりの講演は、それだけで会場を沸かせたものでした。

内容もじつに濃いものでした。なかでも免疫力と人相の話には深く感銘をうけたものです。どういうことかといいますと、免疫力を表すパラメータ（Parameter）には白血球とかリンパ球とかNK活性とかいろいろありますが、一つのパラメータだけでその人の免疫力を的確に表すものはいまだなく、現状では人相がいちばんだというのです。免疫力の高い人は人相がいい。だから人相でその人の免疫力の状態を判断しなさいというのです。

この一言は私の琴線に触れました。その後、日本統合医学会の会合などでお会いする機会が増えてきましたが、横山教授に対する敬愛の念は終始ゆるぎないものでした。さらに、いつの頃からか、逆も真なりで、自らの努力で人相を良くすることによって免疫力を高めることになるのではないかと考えるようになったのです。

人相を良くするにはどうすればよいのか。その謎はある日突如として解けたのでした。ホリスティック医学を成就するための一環として、「楊名時《ようめいじ》太極拳21世紀養生塾」なるものを発足させたのが２０００年の５月。50人の生徒さんを募集して、週１回の講義と練功で半年間。攻めの養生を志す人々を世に輩出させようというねらいなのです。

どういうことかといいますと、ホリスティック医学は人間まるごとですから、病というステージにとどまらず、生老病死のすべてのステージを対象とします。となるとこれまでの医学の枠組みを超えて医学と養生の統合ということになります。

となると、病のなかにあってもなくても、生老病死をつらぬいて養生を果たしていく人を一人でも多く世に送り出すことによって、ホリスティック医学を普及させることが、とりもなおさずホリスティック医学の成就への道ということになります。

辞書によると、養生は生命を正しく養うこととあります。これまでのように身体を労《いた》わって病を未然に防いで天寿を全うするという守りの養生では〝正しく養う〟と呼ぶにはいささかインパクトが弱いと思いませんか。これからはそれぞれがある意志をもって、自らの生命エネルギーを日々勝ち取っていくといった攻めの養生が望まれるのです。

練功の中心には楊名時太極拳を据えました。数ある気功のなかでも、内なるダイナミズムを高めてくれることにおいては他の追随を許さぬところがあるからです。ダイナミズムの由《よ》って来る所以《ゆえん》は套路《とうろ》にあると見ました。

あの太極拳の止まることなく連綿とつづく動きを中国語で套路と呼んでいます。連綿とつづく動きでも、動作と動作の間のつながりが殊《こと》の外、緊密な場合を特に套路と謂《い》うようです。套路は大河の流れを想い起こさせます。李白の「将進酒《しょうしんしゅ》」ですよ。

君見ずや　黄河の水　天上より来《きた》るを　奔流海《ほんりゅうかい》に到りて復《ま》た回《かえ》らず

どうです。ときめきを感じるでしょう。

養生塾を発足した当初は、太極拳は終わりなき自己実現の道ではないか。半年くらいやったって何になるのだという疑問を抱く人が少なくなかったことはたしかです。しかし、私の目論見は当たりました。2ヵ月ほど経ったとき、形は太極拳の体《てい》をまったく為していないのに、大方の人の人相がすっと良くなったのです。あっ！　生命が溢れ出したなと思いました。套路によるダイナミズムが内なる生命場を煮え滾《たぎ》らせて、そのエネルギーを溢れ出させることによって人相が良くなったにちがいありません。この瞬間、免疫力も自然治癒力も弥《いや》が上にも高まっているはずです。

顔をこすって頭をもむということも、気血の流れを良くすることによって人相を正し、免疫力の向上に一役買っているのではないでしょうか。そういえば大相撲で制限時間いっぱいを告げられると、顔をぱんぱんと叩くのもこのことにつながるような気がします。

2

耳全体をもんだり、ひっぱったりする（と、心身が元氣になる）

主な効果

心身が元氣になる　自律神経のバランスが調う

血流がよくなる　認知症予防

特に
こんな人へオススメ

- ☑ストレスが多い／なんとなく情緒が不安定
- ☑健康的にダイエットしたい／若返りたい
- ☑毎日グッスリ眠りたい／冷え症
- ☑便秘・下痢
- ☑高血圧・低血圧／耳鳴り・めまい

「ただ耳をひっぱるだけで、こんなに効果があるの⁉」

実際に「耳ひっぱり」を体験してみると、みなさんそうおっしゃいます。

こんなに即効性があるのは、からだのつくりが関係している２つの理由から。

１つは「ツボ」。

耳には、じつに365にもおよぶツボがあるといわれています。

ツボは、それぞれ全身のどこかに対応しているので、耳のツボを刺激することでその部分の氣の流れがよくなれば、症状も改善されるというわけです。

もうひとつの理由は「骨」。骨を支えている筋肉、関節などの不必要な緊張がゆるみ、骨全体の位置がニュートラルな状態に戻るのです。「耳ひっぱり」が、自律神経のバランスを調えてくれるんですね。

23個の骨が組み合わさってできている頭蓋骨も同様に「耳ひっぱり」で元の位置に戻ります。その結果、小顔になるケースもあるようです。

よく見ると、耳は胎児の形にも似ています。

耳ツボのなかでも特に重要とされる「神門」は、胎児の図でいうと仙骨の横にあり、整体で「仙骨を正す」のがとても大切なことと一致します。

また東洋医学では、耳と腎は関係が深いと考えられていて、耳を刺激することで腎臓にも良い影響があるといわれています。

（そういえば、耳と腎臓はどちらも2個、形もなんだか似てますね）

東洋医学でいう腎は、発育や生殖、排泄に関係する、生命力を蓄えるための臓器。

つまり、**耳に働きかけることは、生命力を高めることにもつながっている**んですね。

耳ツボ研究家であり『耳をひっぱるだけ

胎児の形にも似ている耳

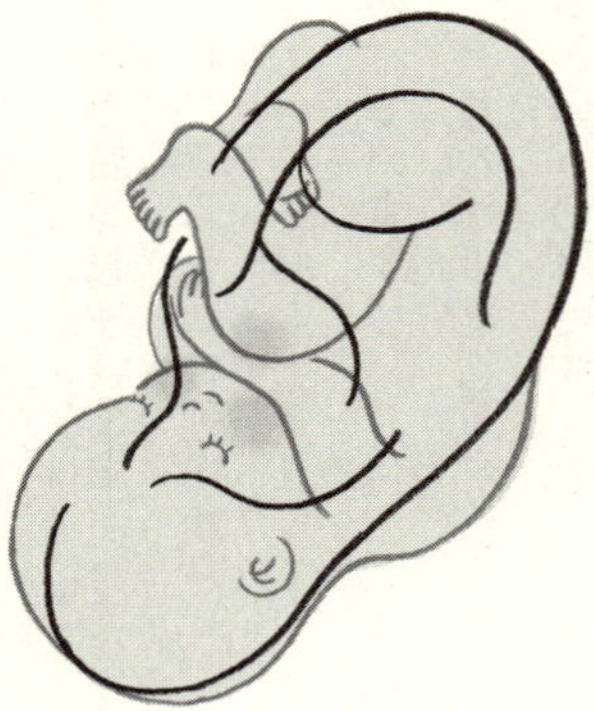

で超健康になる』(フォレスト出版)著者の「神門メソッド」マスター・飯島敬一さんによると、神門という耳のツボには自律神経を瞬間的に調整する作用があるそうです。

交感神経と副交感神経からなる自律神経は、両方のバランスをとりながら、生きるために必要な身体機能(呼吸や血液循環、消化吸収、排泄など)をコントロールしています。

耳ひっぱりで、冷え症や肩こり、便秘、下痢、高血圧、低血圧、めまい、耳鳴りなどが改善されたり、新陳代謝が高まることでダイエット効果や若返りが実感できたりするのも、自律神経のバランスが調った証拠。

うつや不眠、更年期の症状、認知症予防などにも効果が期待できます。

ストレスなどが原因で起こる「過敏性腸症候群」にも、耳ひっぱりは有効です。

それは、腸の働きを調整しているのも自律神経だから。自律神経が調うと、ストレス耐性が高まり、腸が過敏に反応することもなくなります。

胎児の形にも似ている耳。これはそのまま、からだの各部に対応していて、上部は下半身、真ん中は上半身、下部は頭部に見たてることができます。

前述のように、自律神経を調える「神門」というツボがある耳の上部は、胎児の形でいうと仙骨のあたりに該当する箇所。そのため**「耳の上部ゾーンは主に自律神経、真ん中のゾーンは首や肩まわり、下部のゾーン（耳たぶ）は脳の血流に作用する」**ということもできるでしょう（飯島敬一さんによるゾーン分類）。

ゆったりした呼吸を意識して、3つのゾーンをゆっくり揉みながら、やさしくひっぱります。

「氣持ちいい」と感じる箇所を中心に、やさしくていねいにおこなってみてください。

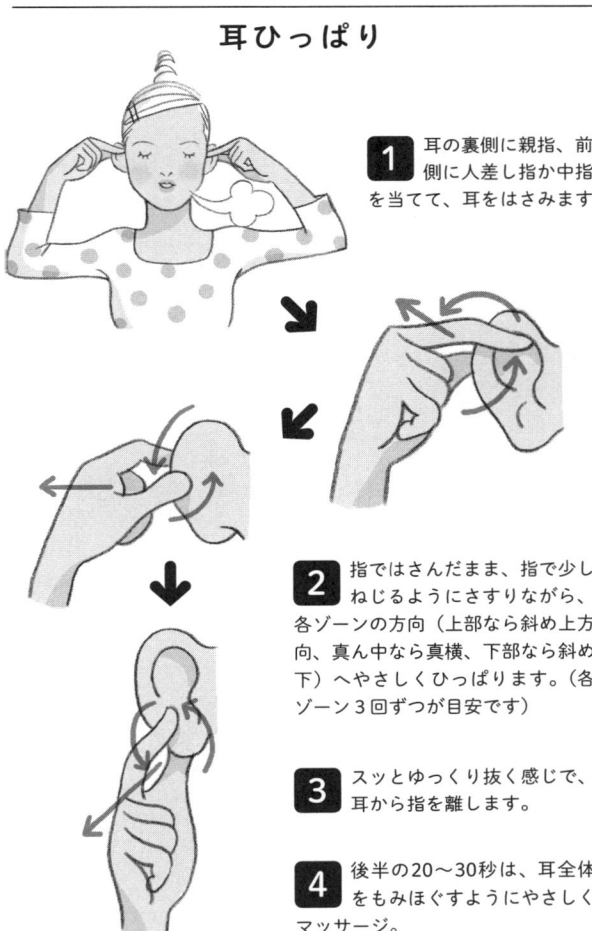

耳ひっぱり

1 耳の裏側に親指、前側に人差し指か中指を当てて、耳をはさみます。

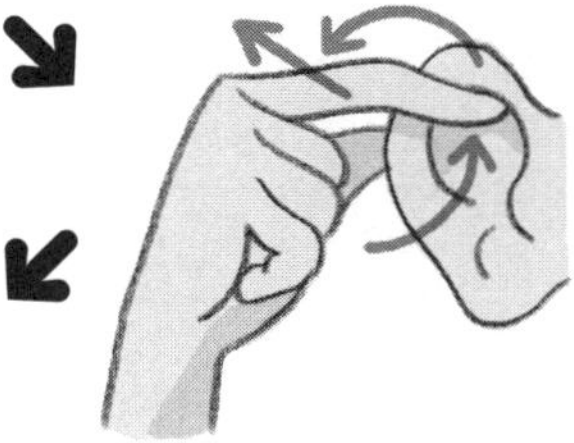

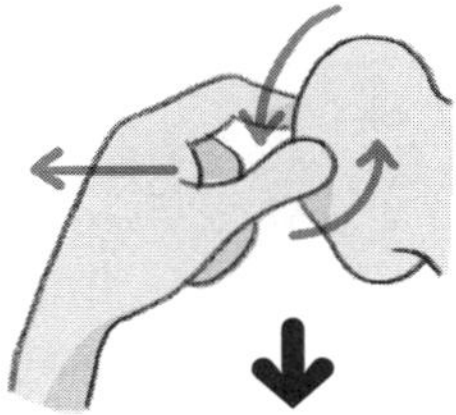

2 指ではさんだまま、指で少しねじるようにさすりながら、各ゾーンの方向（上部なら斜め上方向、真ん中なら真横、下部なら斜め下）へやさしくひっぱります。（各ゾーン3回ずつが目安です）

3 スッとゆっくり抜く感じで、耳から指を離します。

4 後半の20〜30秒は、耳全体をもみほぐすようにやさしくマッサージ。

もうひとつ、急なピンチのときに役立つひっぱり方も紹介しましょう。「痛みやこりが辛い」「ショックで氣持ちが落ち込んでいる」「これから試験で超緊張！」といったときにお試しください。

①神門ゾーン（耳の上部）を、親指と人差し指ではさみます。
②指は耳から離さずに、固定したままでキュッ！　キュッ！　キュッ！　と3回上にひっぱります。
③ゆっくり3回、深呼吸をします。

この方法を教えていただいた飯島敬一さん曰く「写真撮影やデートの前、小顔になりたい人にもオススメ！」とのこと。

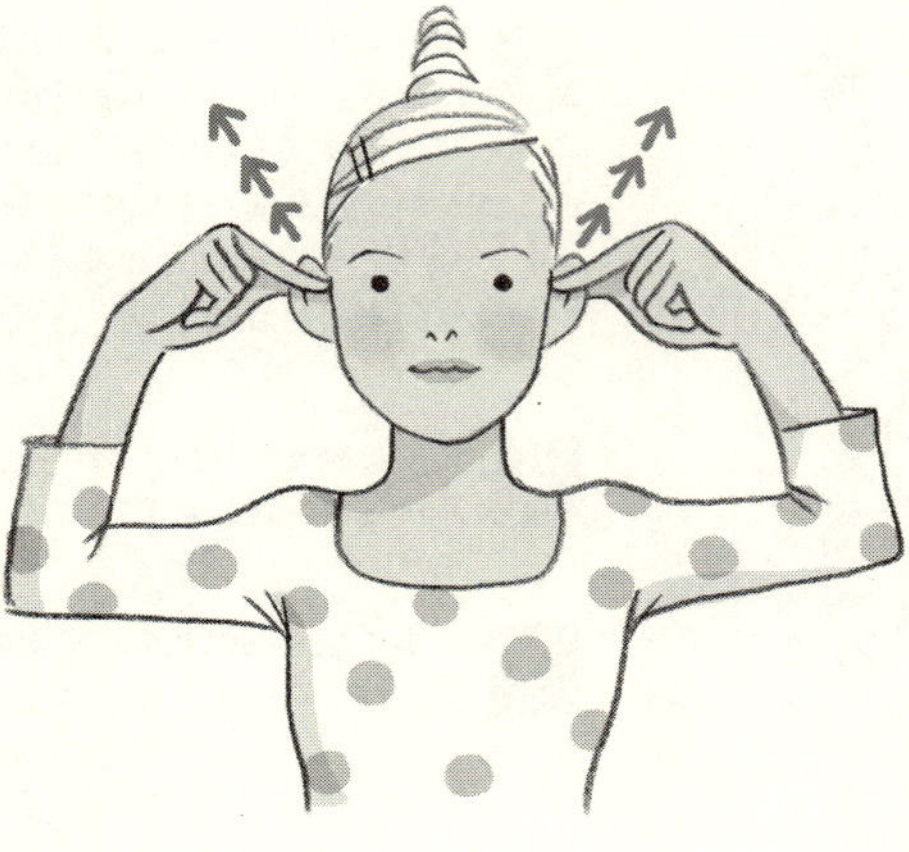

これは1分もかからないので、ぜひお試しを。

もう1分で、さらに効果アップ!

『1日1分であらゆる疲れがとれる耳ひっぱり』（飛鳥新社）の著者である藤本靖さんは、同著のなかで「耳ひっぱりは、耳と頭の側面の間に隙間をつくることが目的」と述べています。

つまり、**耳ひっぱりは力を入れておこなうのではなく、やさしくする（ひっぱり過ぎない）ことがたいせつ**、ということです。じっさいに力を入れず、ほんの数ミリ横にひっぱるくらいで効果が実感できます。

自然な呼吸に合わせて、吐く息で耳をひっぱり、吸うときにゆるめるイメージでおこなってみましょう。

もう１分で、さらに効果アップ！

耳ひっぱり

1 楽な姿勢で、目線はなるべく水平に保ちます。遠くの水平線を見ているような感じです。

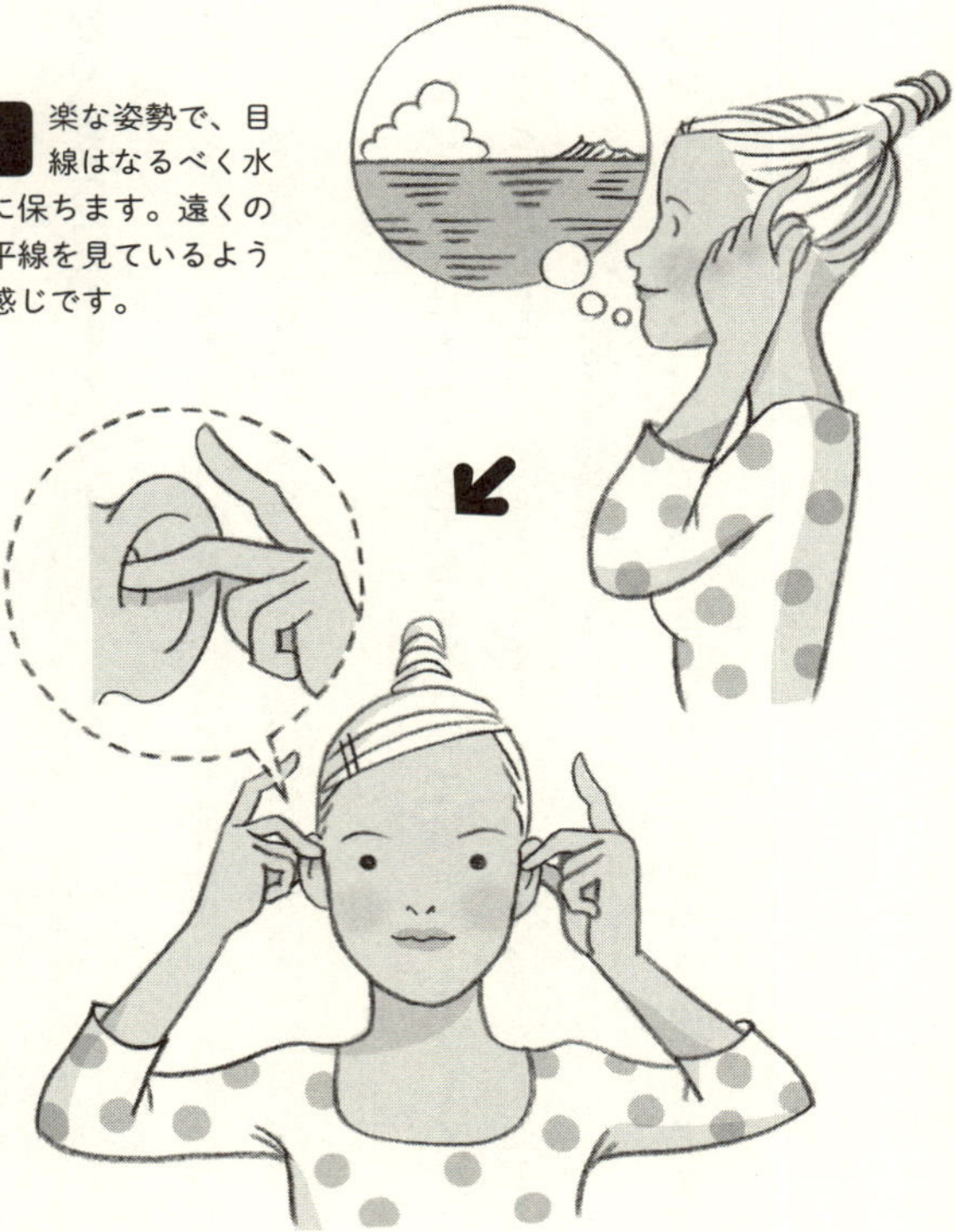

2 親指と、人差し指か中指で両耳をつまみます。親指は耳の後ろ側に、もう１本の指は耳のくぼみに軽く入れて、耳の付け根あたりを軽くはさみます。

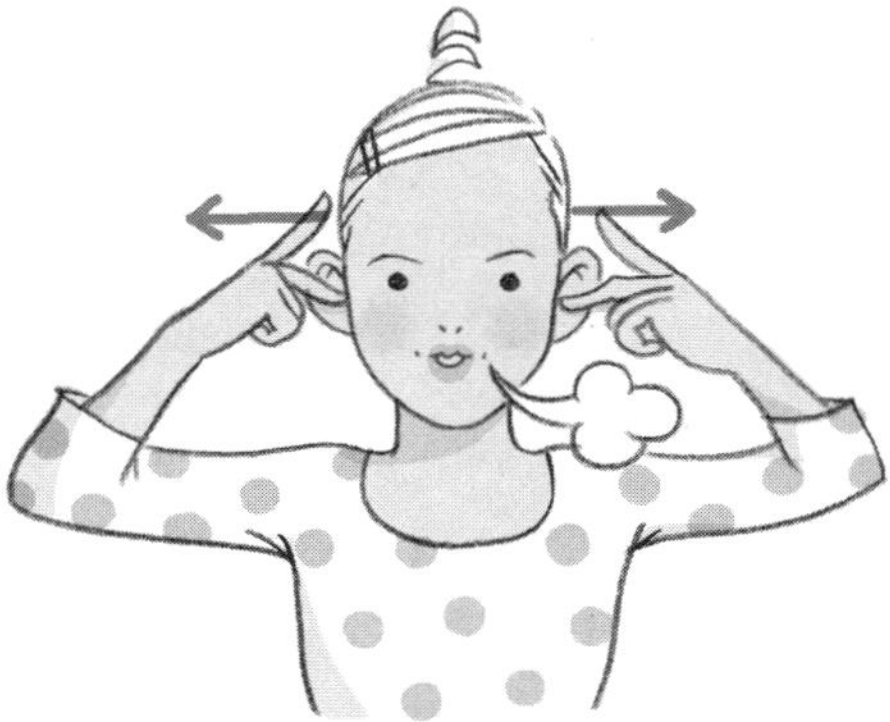

3 肘を軽く横に張って、両耳をやさしくひっぱります。真横より、少し斜め後ろにひっぱるようなイメージです。呼吸に合わせて、(息を吐きながら) ひっぱったり、(息を吸いながら) ゆるめたり。

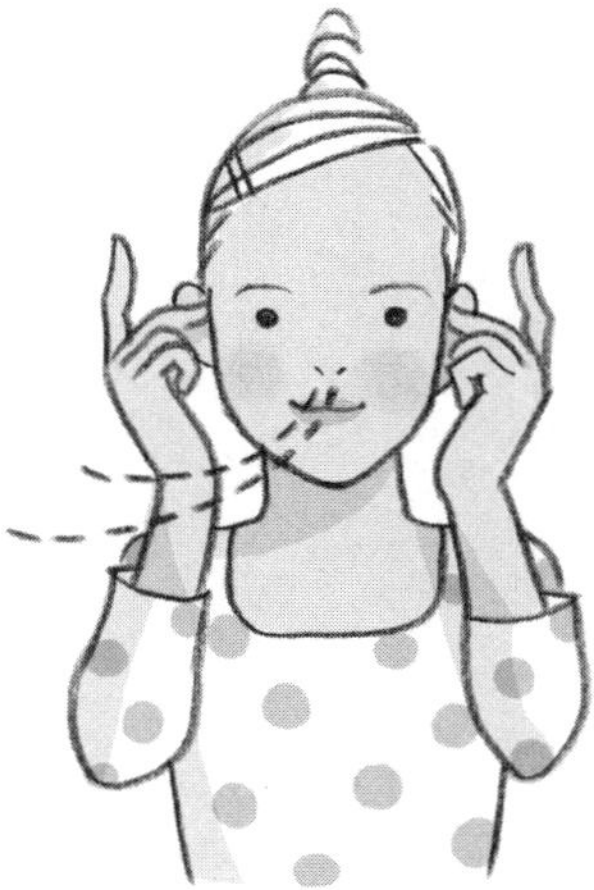

4 後半の20～30秒は、耳全体をもみほぐすようにやさしくマッサージ。「氣持ちいい」と感じる箇所を中心に、ていねいにおこないましょう。

27ページの方法と両方試してみて「氣持ちいい」と感じる方法でおこなってください。

もちろん、両方おこなってもＯＫです。

こんな方法も試してみよう

耳をやさしくひっぱりながら、歩いてみましょう。
1分も歩くと、からだに芯がとおったように感じます。
これは、骨盤の位置が本来あるべき自然の姿に戻っているから。
耳をひっぱることで頭蓋骨が自然な姿に戻ると、骨盤も背骨を介して連動するのです。
骨盤が自然な姿になると、からだはとても楽になります。
ちょっとヘンな人に見られるかもしれませんが、効果は抜群ですよ。

こんな方法も試してみよう

耳ひっぱり

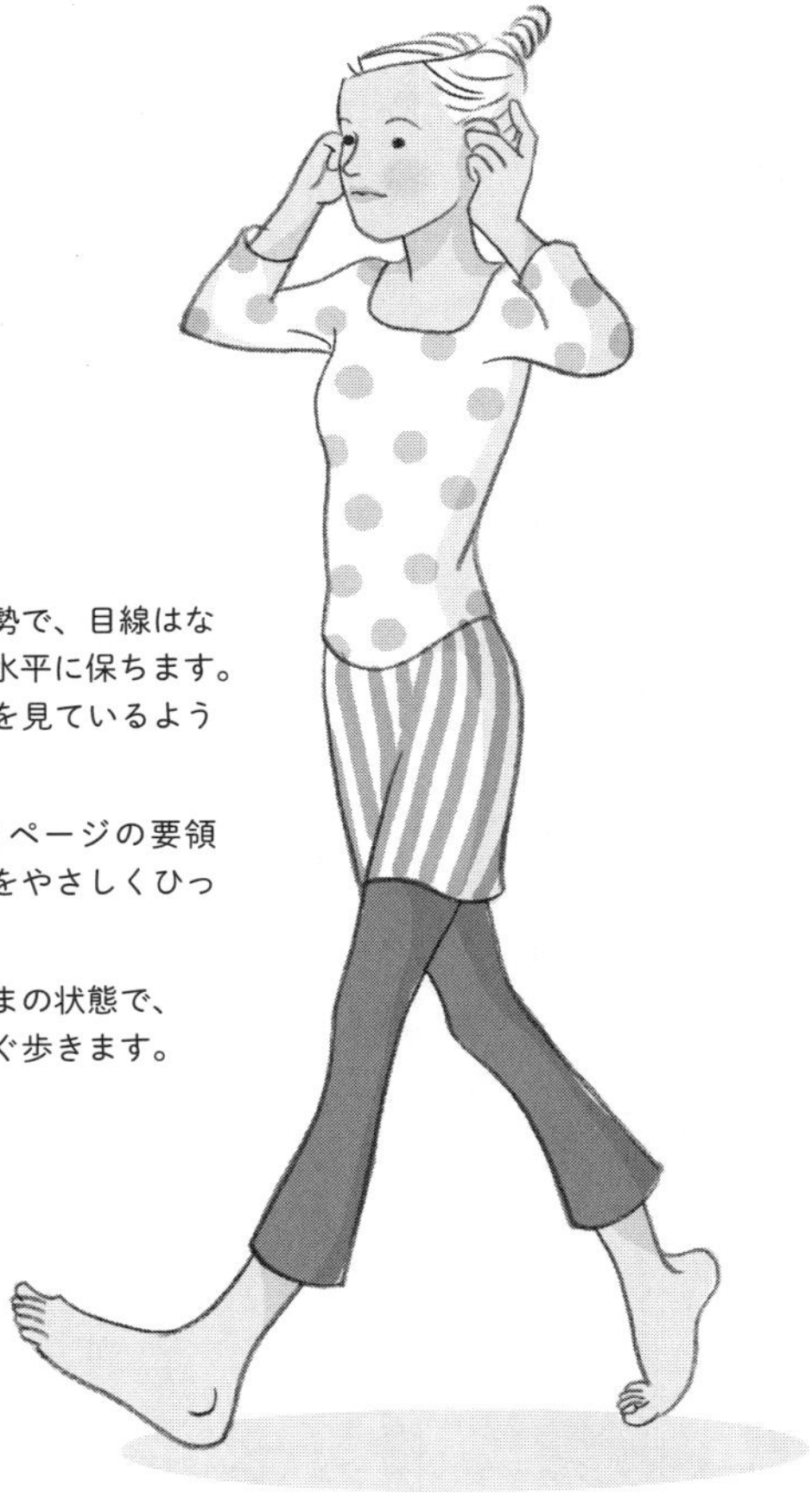

1 楽な姿勢で、目線はなるべく水平に保ちます。遠くの水平線を見ているような感じです。

2 30～31ページの要領で、耳をやさしくひっぱります。

3 そのままの状態で、まっすぐ歩きます。

帯津良一の健康法のツボ 2

腸管免疫と樹状細胞

私たちの体内に入った自己でないものを取り除いて、自己のアイデンティティを確立することが免疫のはたらきで、人体は数千億箇の免疫細胞によって守られているといいます。

非自己がすべて自己に対して害を為すわけではありませんが、免疫システムは頼りがいのある〝防衛軍〟です。

防衛軍の働く場は最前線。仕事はいわゆる水際作戦。水際とは皮膚および腸管の粘膜です。当然のことながら水際には強力な免疫システムが配備されています。ご承知のように何年か前から「腸管免疫」ということが頻《しき》りにいわれるようになってきました。「腸管免疫」の主役は小腸の粘膜に点在する「パイエル板」です。

パイエル板の表面は繊毛がなく板状になっており、その上皮細胞にはM細胞（小《しょう》襞《へき》細胞。Microfold cell）が配備されていて、細菌やウイルスなどを取り込み、これを機にパイエル板内のリンパ球が分裂・増殖して病原体との戦いが開始されます。

しかし、異物が侵入しただけではリンパ球は反応しません。「これは異物ですよ。これが異物の目印です。さあ全力で戦ってください」と、その目印を教えてもらって初めて戦闘態勢に入るのです。

この目印を教えることを「抗原提示」といい、この役割を担っているのがマクロファージと樹状細胞（Dendritic cell）で、どちらも侵入した異物をのみ込んで消化したたんぱく質を提示することによって異物の存在をリンパ球に教えるのですが、この抗原提示の能力は樹状細胞のほうがはるかに高く、マクロファージの数十倍とも数百倍ともいわれています。

こうして樹状細胞に対する期待は高まる一方で、いずれ、がんに対する完治療法の主役として躍り出ることはまちがいないと思いますが、これは単球から分かれた細胞で、全身に分布しています。もちろんパイエル板のなかにもあれば皮膚の表皮には「表皮ランゲルハンス細胞」として存在していて、水際作戦の陣頭指揮を取っているのが現状です。

だから、第一項の顔叩きやこの項の耳を摘んでひっぱったりすることによって皮膚に分布する樹状細胞中心の免疫システムを刺激発揚することになりますし、乳酸菌生産物質やオリゴ糖の摂取によって腸内細菌叢《さいきんそう》をととのえ、腸内環境を整備することで腸内免疫のこれまた刺激発揚をもたらすのです。

こうして専門家でもない私が免疫学について述べても正直、舌足らずの感を否めません。これから先は『史上最強、図解　安保徹のこれならわかる！免疫学』（安《あ》保徹《ほとおる》・ナツメ社）を参考にしてください。

もう一つ舌足らずを序《ついで》に申し上げますと、いまも敬愛してやまない多田富雄《ただとみお》先生は『免疫の意味論』（青土社）のなかで、免疫のシステムのことをスーパーシステムとよびました。リンパ球やマイクロファージやサイトカインなどが合目的的に自己組織化をすすめることをこのようによんだのです。そしてその指令塔として遺伝子と〝場〟の情報の二つを挙げました。懐かしい〝場〟の登場です。

私たちの体内は臓器、組織、細胞、遺伝子、分子、原子、素粒子といった場の階層から成ります。因みに物理学ではある限られた空間にある物質量が分布する状態を場とよんでいます。電気が分布するから電場、磁気が分布するから磁場というわけです。

一方、私たちが身を置く環境も場の階層から成ります。人間、家庭、職場、地域社会、自然界、国家、地球、宇宙、そして虚空になります。そして、それぞれの場のエネルギーが下降するとき、これを回復すべく本来的に場に備わっている能力が自然治癒力です。

自然治癒力を高めるためには場のエネルギーを高めなければなりません。鍼灸の治療もその一つで、経穴を刺激することによって自然治癒力を高めているのです。本項で取り上げている耳ツボ療法もその一つです。

耳ツボ療法といえば、有名なのはフランスのノジェ（Nogier）博士のそれですが、もちろんその発祥は中国で、中国最古の医学書である『黄帝内経《こうていだいけい》』のなかにもすでにその記載があります。耳ツボ療法の利点はその３６５の全身のツボを手の内におさめることができることです。文字どおり、自家薬籠中の物ではありませんか。

3

呼吸に合わせて、両手の指でヨガをする（と、痛みや不快が和らぐ）

主な効果

痛みや不快が緩和される　脳が活性化する

血流が良くなり、内臓が元氣になる

特に
こんな人へオススメ

- ☑痛みや不快を感じる箇所がある
- ☑毎日グッスリ眠りたい
- ☑冷え症
- ☑首や肩のこり
- ☑偏頭痛／腰痛

よく「手は全身の縮図」といわれます。からだ中の器官につながる1万7000本もの末梢神経や、経絡（ツボ）が手に集まっているからです。

龍村ヨガ研究所所長の龍村修《たつむらおさむ》さんが考案した指ヨガ呼吸法は、**呼吸に合わせて、指や手のひらを押したり反らしたりすることで末梢神経やツボに刺激を与え、からだの痛みや不快感を軽減させる**効果があります。

場所もとらず、座ったままできるので、セミナーのときなど参加者の方々に試してもらうことが多いのですが、「今まで痛くて上がらなかった肩が上がった」「長年の腰痛がとても軽くなった」といった即効性があるので、みなさん一様に驚かれます。

ほんの数十秒、指をつまんだり、ねじったり、ひっぱったりするだけで、からだの可動域が驚くほど広くなるのです（詳しいやり方は42～43ページを参照）。

痛みがあったり、からだが硬くなっている状態では可動域が広がりませんから、指ヨガには「痛みを軽減し、からだをやわらかくする効果がある」ということになります。

この健康法はもともと韓国の柳《ユ》泰《テ》佑《ウ》博士が創案した「高麗《こうらい》手《しゅ》指《し》鍼《しん》」という治療法の考え方がベースになっているそうです。

人が四つん這いになって両手両足を広げた姿勢を、両手の指が床についている状態にみなしています。

この図をベースに考案された龍村さんオリジナルの相関図は、人が両

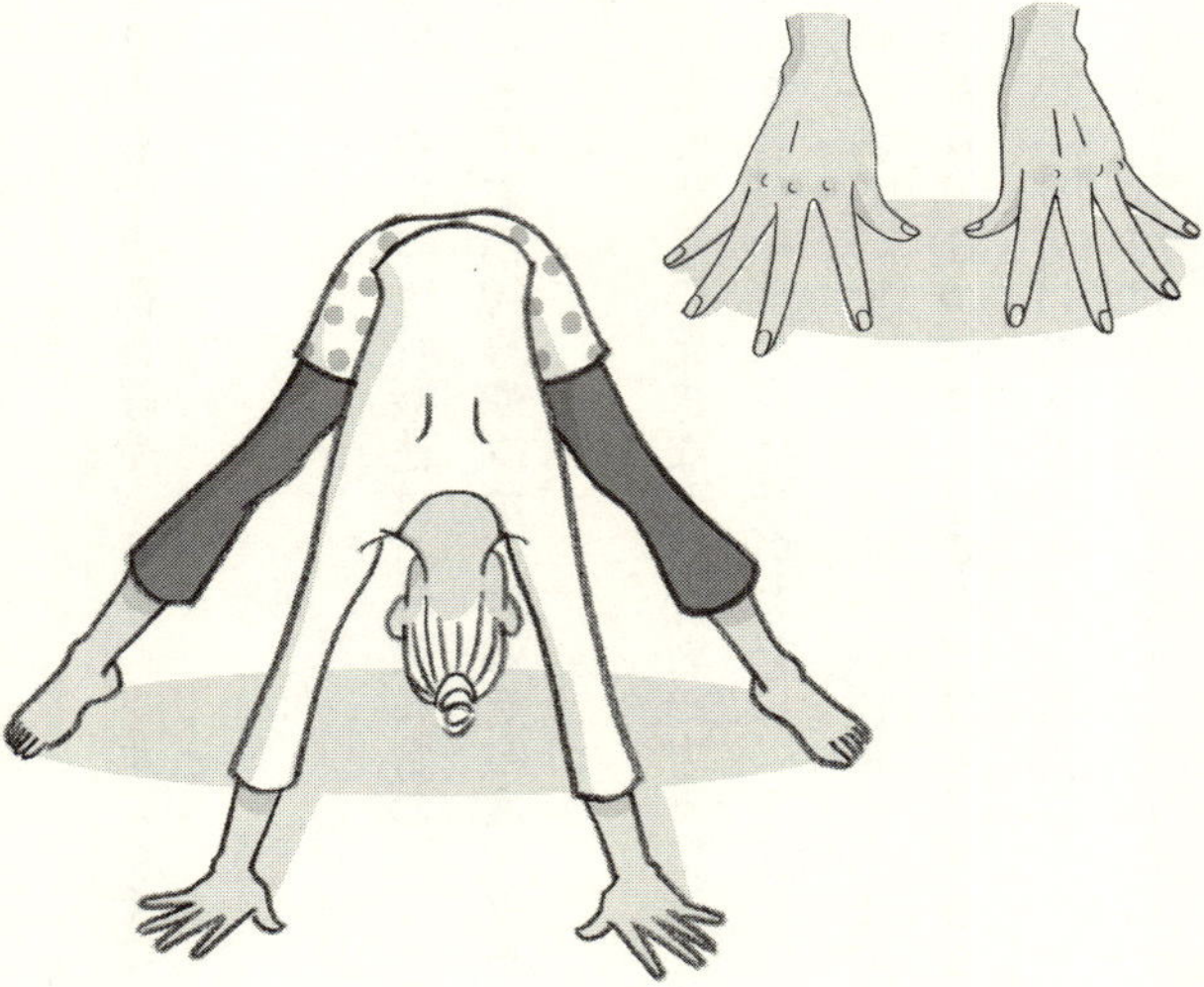

手両足を広げて前後から見た姿勢を、手のひらと手の甲に相関させています。両手の指が、それぞれ頭、両手、両足に相応しているので、不調を感じる箇所に該当する指にアプローチすることで改善が期待できるというわけです。

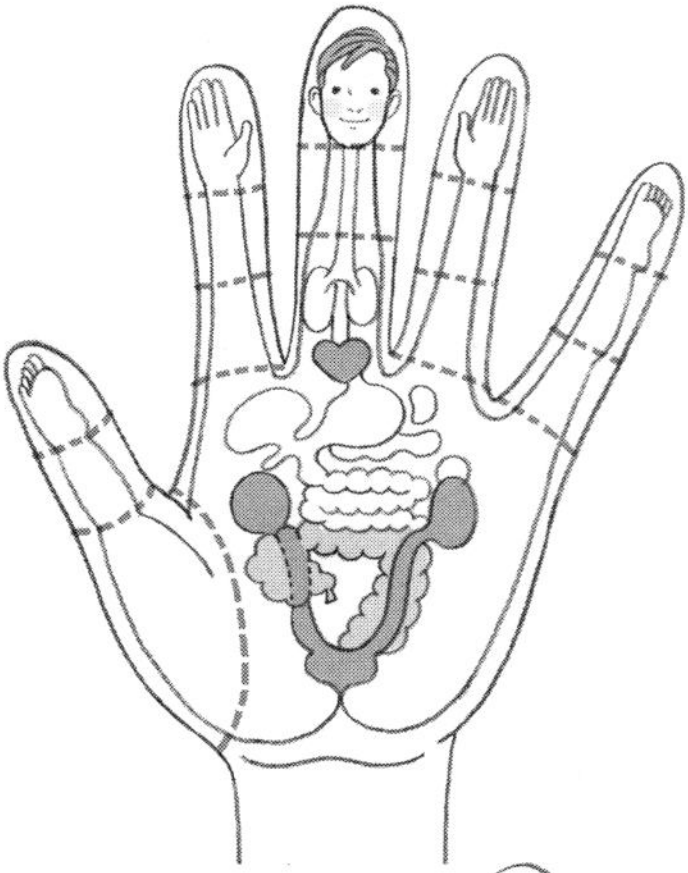

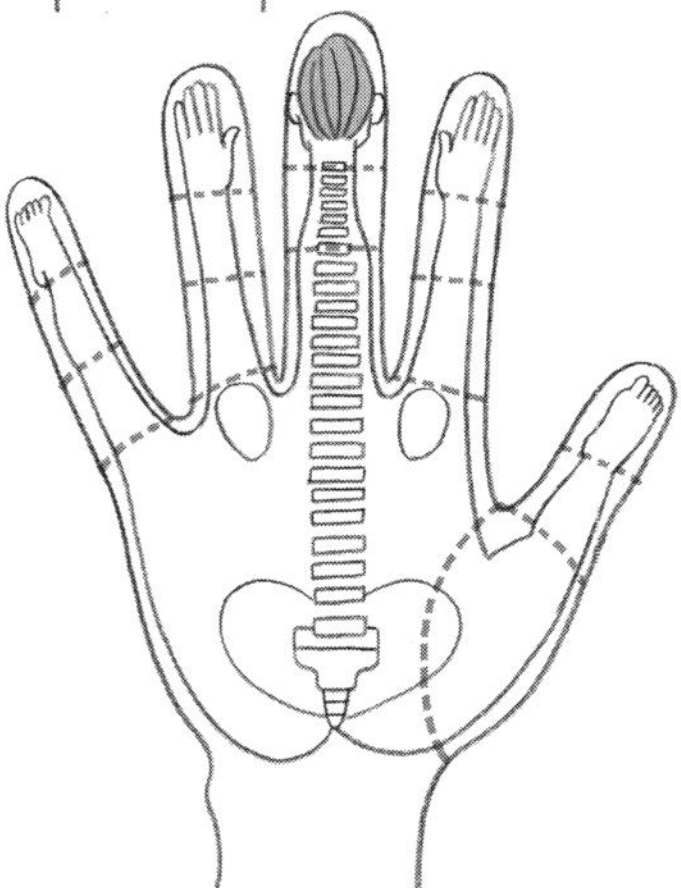

引用『1分で疲れがとれる！指ヨガ呼吸法』
龍村修著（青春出版社）

指ヨガ呼吸法1分コース

本当は両手すべての指でおこなうとよいのですが、どちらか片方の中指だけでも効果は十分実感できます。中指は、頭から背骨、循環器系といったからだの中心に相関しているため、からだ全体に影響がゆき渡るからです。ゆったりした呼吸がポイントです。

1 中指の第1関節をつまんで、左右に20回ほどねじります。

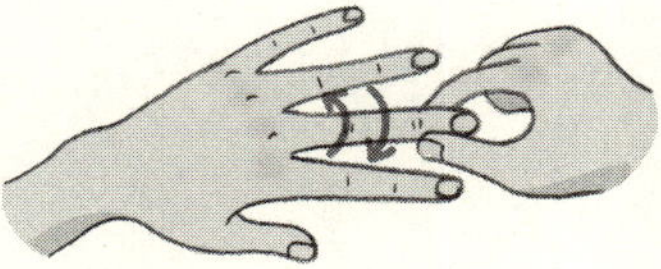

2 同様に第2関節も、左右に20回ほどねじります。

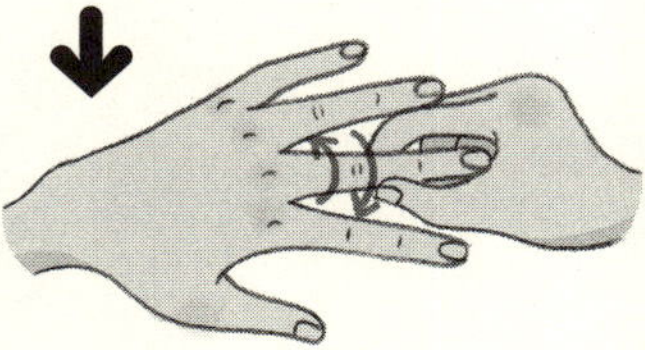

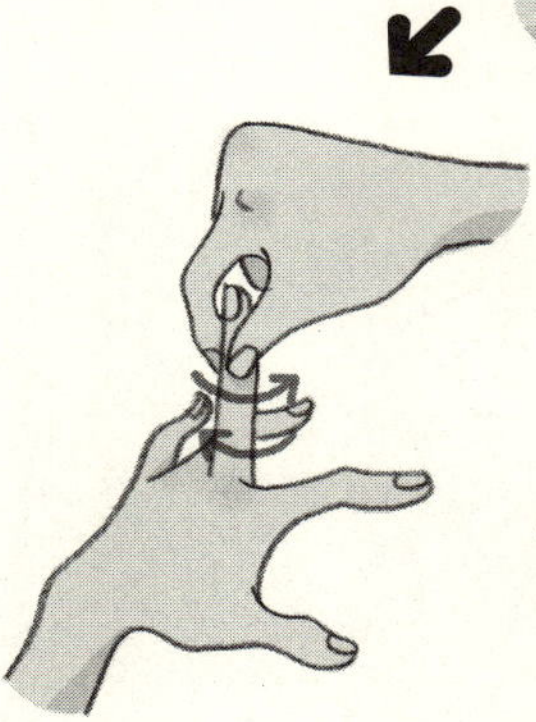

3 指先をつまんで、付け根を起点に、ゆっくり左右10回程度まわします。

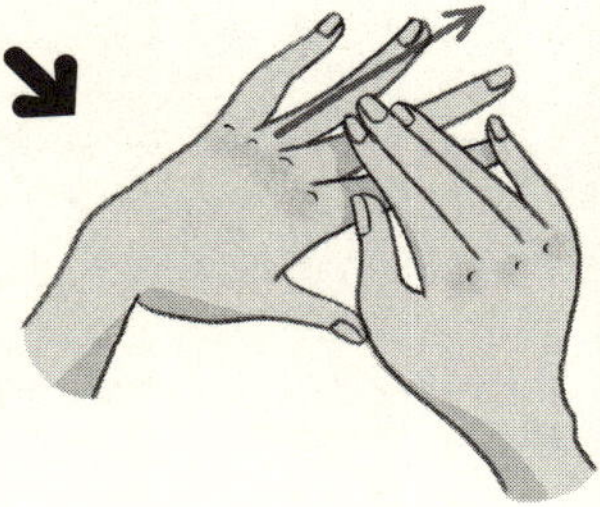

4 背の部分を付け根から指先まで10往復ほどこすります。

5 根元をつまんで、先の方へ1～2回ひっぱります。最後は引き抜くようにパッと離します。

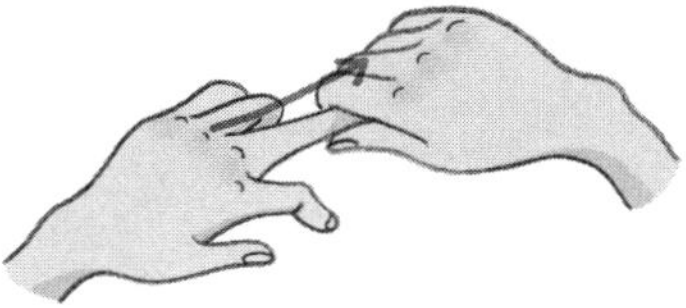

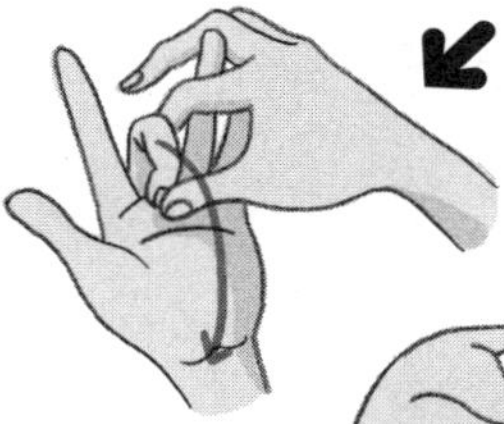

6 関節を曲げて内側へ折り曲げます。

7 手のひらを上に向けて、手首ごと3回ほど反らせます。

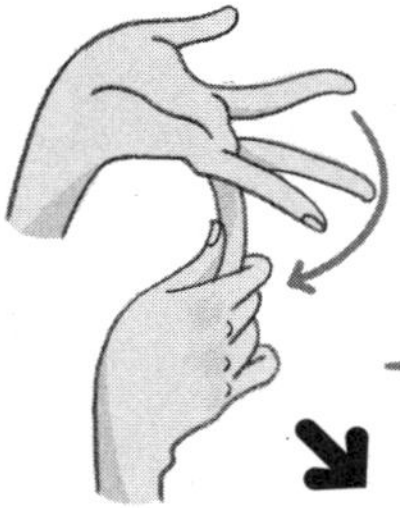

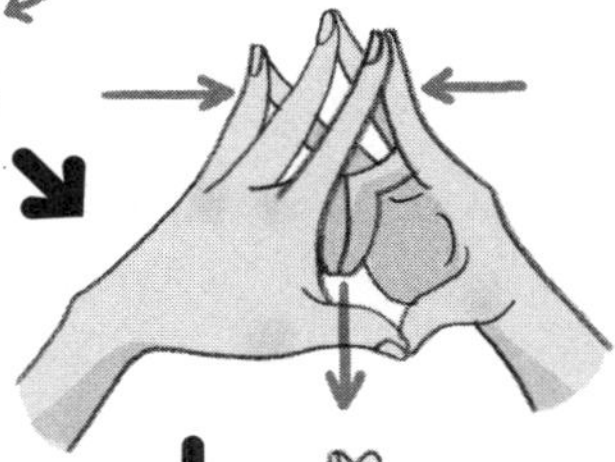

8 中指だけを第2関節で曲げて内側へ。両手を合わせて、左右から力を入れます。中指先は下へ向かいます。

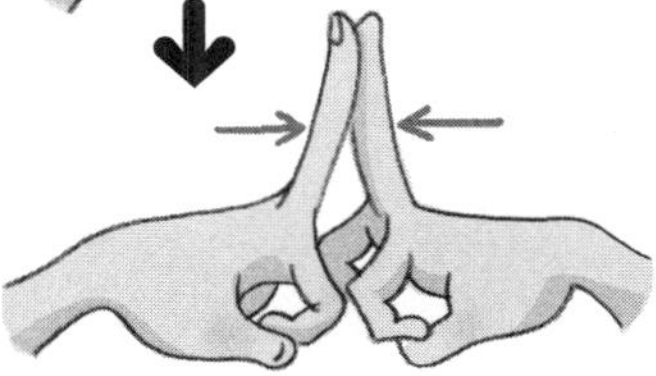

9 今度は逆に、中指だけを伸ばして両手を合わせ、左右から力を入れます。

「指を押したり反らしたりするのは息を吐いているタイミング」ということを意識しておこないましょう。

……いかがですか？　動く範囲が広がったことに、思わず「おぉ〜っ！」という声を上げてしまったのではないでしょうか。

前述したように、指ヨガ呼吸法には可動域を広げる効果、つまり「痛みを軽減し、からだをやわらかくする効果」があります。また呼吸のタイミングに合わせておこなうことで、こころの健康力も高めることができます。

もう少し時間がとれるようであれば、41ページの図を参考に、不調を実感する部位にあたる指や手のひら、手の甲の該当箇所を押したりもんだりしてみてください。

毎日続けているうちに、痛みや不快な症状はどんどん軽減されていくでしょう。

帯津良一の健康法のツボ 3

呼吸法の世界

「ヨーガ」という言葉はわが国でも十分に人口に膾炙《かいしゃ》しているものの、いざ説明するとなると難しいものがあります。そこでまず『広辞苑』の記載を挙げて共通の認識としたいと思います。

ヨーガ【Yoga　梵】
(瑜伽《ゆが》と音写) 古代から伝わるインドの宗教的実践の方法。精神を統一し、物質の束縛から解脱《げだつ》をはかる。またその際、身体的修練を重んじ、現在では健康法の一つとしても行われる。ヨガ。

人間が四つ足を捨て2本の足で立つようになって、手は足と違ってより繊細で高度な動きを身につけていくとともに、その触覚は時代を追ってますます研ぎ澄まされていったのでしょう。身体的修練を重んじるヨーガが手を重用しないわけがありません。指ヨガの存在も宜《むべ》なるかなというところです。

そして呼吸法です。気功のなかでとくに調息にウエイトをおいた功法が古来、呼吸法と呼ばれてきた節がありますが、気功の三要といえば調身、調息、調心で、かならず調息が入りますから、気功は呼吸法の一種ということもできるわけです。

一方、ヨーガの呼吸法は紀元前3世紀頃にヨーガの手段の一つとして成立したといわれています。そして、道教のように不老長寿を実現するための方法として呼吸法を位置づけるのではなく、あくまで解脱に向かう行法として扱っていることがヨーガの呼吸法の特色とする指摘もありますが、顔回《がんかい》（前521～前490）の「坐《ざ》忘《ぼう》」とか孟子（前372～前289）の「浩然《こうぜん》の気」との境界はそれほどはっきりしたものではなく、さらに仏教の伝承とともにヨーガが気功に多大な影響を与えた事実を考えると、ヨーガの場合も気功といっしょに呼吸法という名称で大きく括ってもよいのではないでしょうか。

気功と私との出会いは1980年9月。北京の北京市肺癌研究所附属病院でのことでした。当時、都立駒込病院の外科のスタッフの一人として食道がんの手術に明け暮れるなかで、西洋医学に中国医学を合わせる、いわゆる中西医結合によるがん治療に思い至ったのです。

まずは本場中国では中国医学がいかにしてがん治療に貢献しているのか、この目で確かめるための初めての訪中でした。当時の肺癌研究所附属病院は肺癌手術の世界的権威にして中国医学にも造詣が深い辛育齢《しんいくれい》教授が陣頭指揮を取っていました。なかでも勇名を轟かせていたのが鍼麻酔です。

「合谷《ごうこく》」と「三陽経《さんようけい》」に1本ずつの鍼を刺入しているだけで開胸手術をしているのを初めて目にしたときは本当に度胆を抜かれたものでした。そして鍼麻酔の効果を高めるために手術前に3週間の練功を義務づけているというのです。

「気功」という名称は知っていましたが、実際に目にしたことはありません。辛育齢教授に促されて病院の中庭での練功風景を見たとき、あっ、これは呼吸法だ！と喝破し、中国医学のエースは気功だと直観したのでした。

学生時代の和道流空手、医師になってからの八光流柔術《はっこうりゅうじゅうじゅつ》を経て、折しも調和道丹田呼吸法に励んでいたが故の直観でした。調和道丹田呼吸法の創始者は藤田霊斎《ふじたれいさい》師

（1868〜1957）。真言宗智山派《しんごんしゅうちさん》の僧侶で、自らの身体の不調を克服するために、白隠禅師《はくいん》（1686〜1769）の『夜船閑話《やせんかんな》』を学びながら調和道丹田呼吸法を編み出したといわれています。

そして、これがいったん世に出ると養生法を求める人々に迎えられて、岡田虎二郎《おかだとらじろう》氏（1872〜1920）の岡田式静坐法とともに天下の人気を二分し、一世を風靡したといわれ、晩年はハワイに渡って伝道に尽くし、1957年、90歳という高齢を得て逝去しました。

1982年、郷里の川越に中西医結を旗印にかかげた病院を開設。先の直観にもとづいて気功道場を併設しました。功法は調和道丹田呼吸法に加えて楊名時太極拳、八光流柔術といずれも和製。

必然的に訪中が足繁くなるにつれ功法のレパートリーも増えていき、現在では1週間十五功法、30番組が繰り広げられ、わがホリスティック戦略を支える一戦略として定着した感じです。

4

あくびをして口元とあごをゆるめる（と、疲れやダルさがとれる）

主な効果

アレルギー症状の改善
睡眠時無呼吸症候群の改善　免疫力が向上する

特にこんな人へオススメ

- ☑日中に眠くなる／朝までグッスリ眠りたい
- ☑なんとなく氣分が晴れない
- ☑アトピー性皮膚炎／ぜんそく
- ☑便秘
- ☑首や肩のこり

からだのどこかに不調を感じているとき、その箇所はたいてい硬くなったり、こわばったりしているものです。肩や首のこりはもちろんのこと、胃が痛いときなどはちょうど裏側にあたる背中の部分が硬くなっています。

からだが適度にゆるんでいることは、健康を保つうえでたいせつなポイントなのです。

そこで、全身をゆるめるために重要となるのが「口元」。

食道～胃～小腸～大腸～肛門とつながる消化器官の入り口である「口元」がゆるむと、からだ全体もゆるみます。

からだの芯である内臓が適度にゆるむことで、からだは本来の自然治癒力を存分に発揮できるようになるのです。

では、口元をゆるめるためにはどうすればいいのか？

いちばん簡単なのは「あくび」をすることです。

「あくび」は、血液中の酸素濃度が下がってきたことを、脳の奥にある視床下部の室傍核《しつぼうかく》という神経細胞の固まりが感知して発生します。

あくびによって、あごや首の筋肉がストレッチされることで、血液の循環がよくなり、脳に酸素が届けられるという仕組みです。


また、あくびには脳幹を活性化させる効果もあることがわかっています。

原始脳や生命脳ともよばれる脳幹は、生きるために必要なすべてのはたらきを司っているところ。自律神経やホルモン分泌、免疫系、呼吸や筋肉なども管理している生命の要です。

動物が時々大きなあくびをするのも、脳幹を活性化させて、つねにベストな状態を保つための本能なのかもしれませんね。


ところが最近、あくびがすんなり出てこない人が増えているのだそうです。

そうした人たちに共通しているのは「からだが緊張して硬くなっている」ということ。

とくに後頭部から首の後ろ、背中、腰まわりまでが、とても硬くなっている状態なので、からだの声を聴く感性が鈍ってしまっているのです。

とはいっても、あくびは頑張って出てくるものではありません。むしろ、頑張ってはよけい出てこないでしょう……。

そこでオススメしたいのが、次ページで紹介する「あくび誘導法」です。

じっさいにやってみるとわかりますが、上手にあくびを誘導できたときの氣持ちよさはなんともいえません。私自身、この方法で初めて大きなあくびが出たときは、涙と一緒に何度も自然なあくびが出てきました。

「からだの芯からリラックスすることが、こんなに氣持ちのよいものだったとは……」

そう感じていただけること請け合いの健康法です。

あくび誘導法

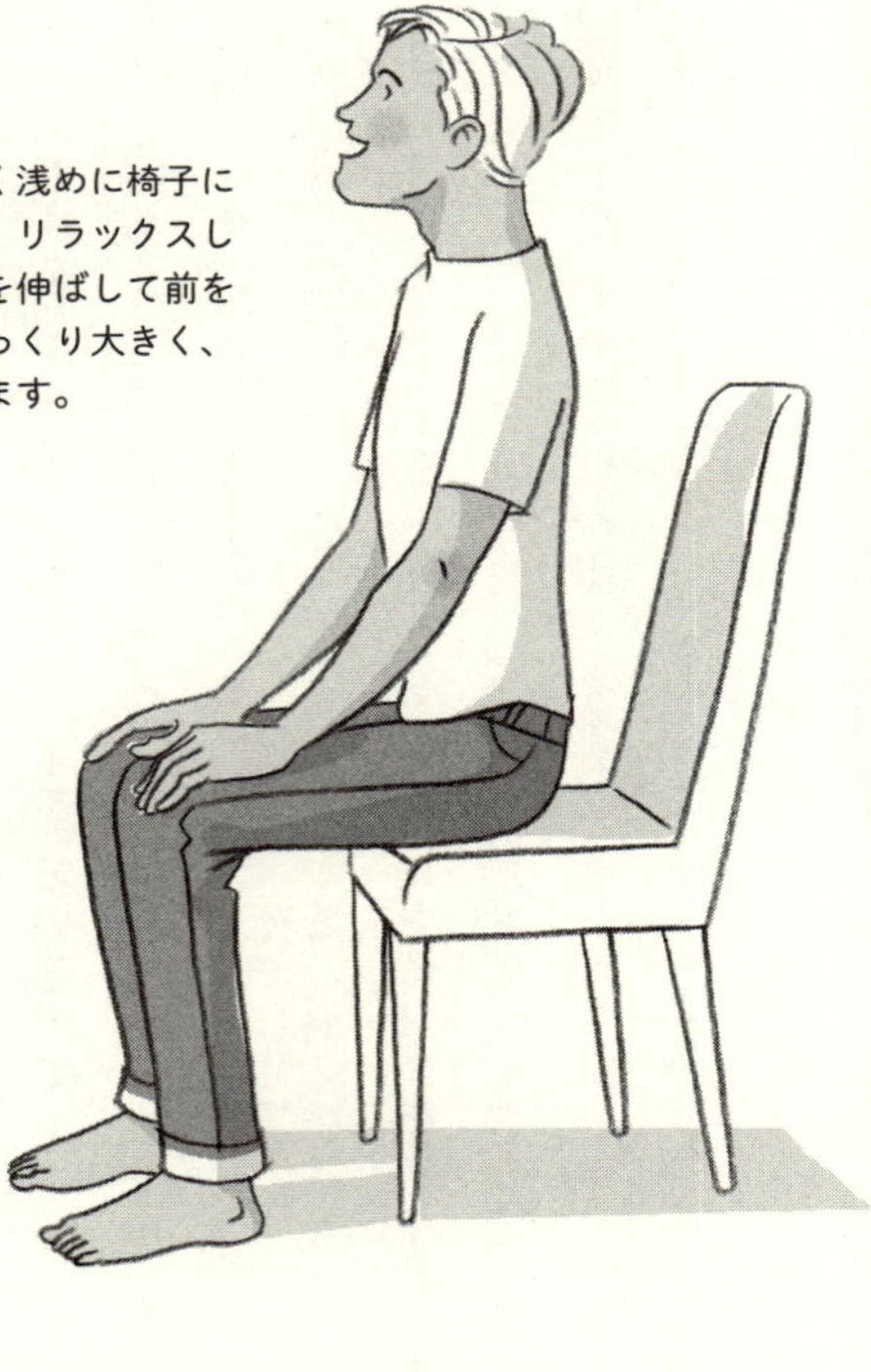

1 なるべく浅めに椅子に腰かけ、リラックスしたまま、背筋を伸ばして前を向き、口をゆっくり大きく、ぽかんと開きます。

2 そのまま数秒間キープして、口を閉じます（何度か繰り返します）。

3 あくびが出たら、ゆっくりその感覚を味わってください。

最初はなかなか思ったように出ないかもしれませんが、あくびが出なくても口を大きく開け閉めするだけで十分効果がありますので、あせらずゆったりした氣持ちでおこなってください。

もう1分で、さらに効果アップ！

みらいクリニックの今井一彰院長が提唱する「あいうべ体操」も、口を大きく開いて動かす健康法。口輪筋《こうりんきん》や舌筋《ぜっきん》、咀嚼筋《そしゃくきん》などを鍛えることで、自然に鼻呼吸となる効果があります。

口は胃腸と同じ消化器の仲間、鼻は気管支や肺と同じ呼吸器の仲間という本来の役割をからだが思い出すことで、自律神経のバランスが調い、自然治癒力もグンと高まります。

「あくび誘導法」と一緒に、ぜひお試しください。

もう１分で、さらに効果アップ！

あいうべ体操

1 口が楕円形に開く感じで「あー」と大きく口を開きます。

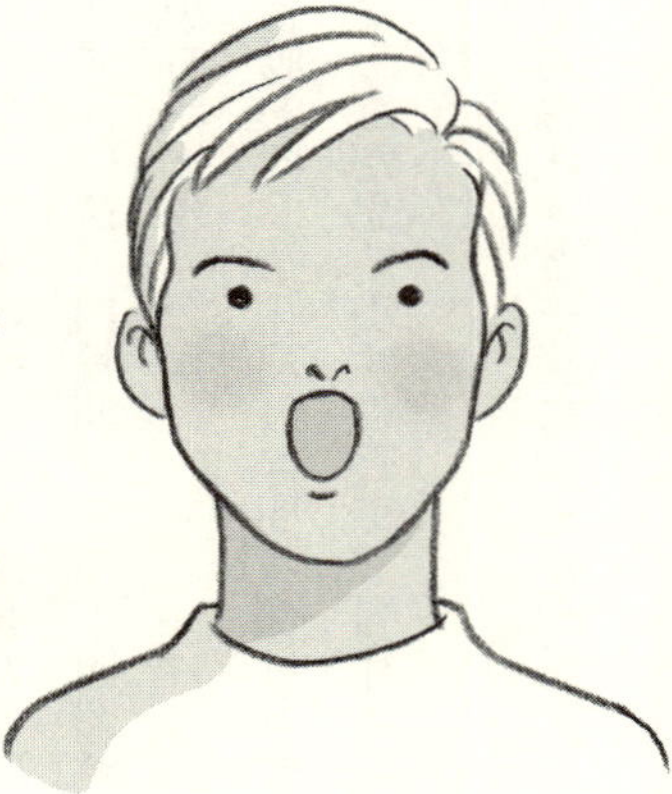

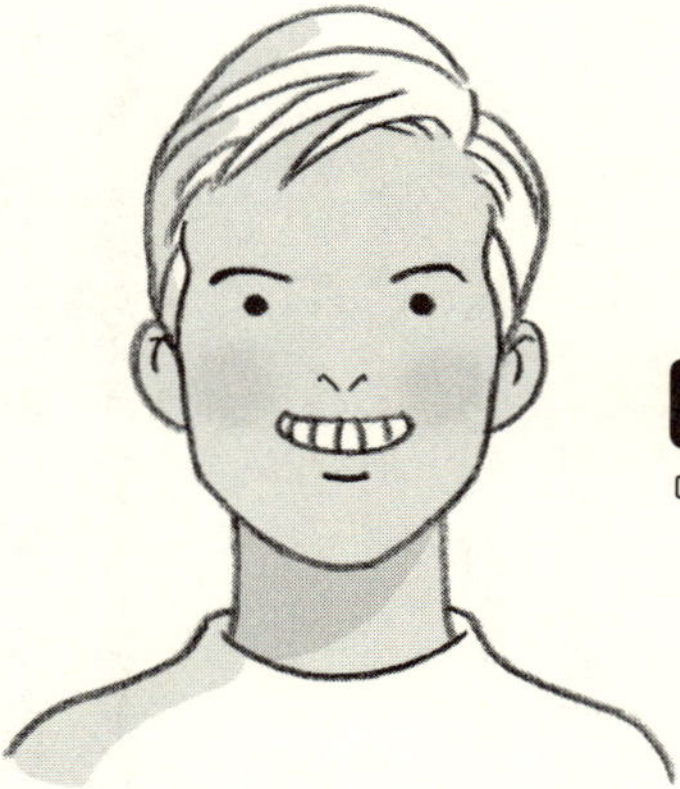

2 頬の筋肉を両耳に寄せる気持ちで「いー」と口を横に大きく開きます。

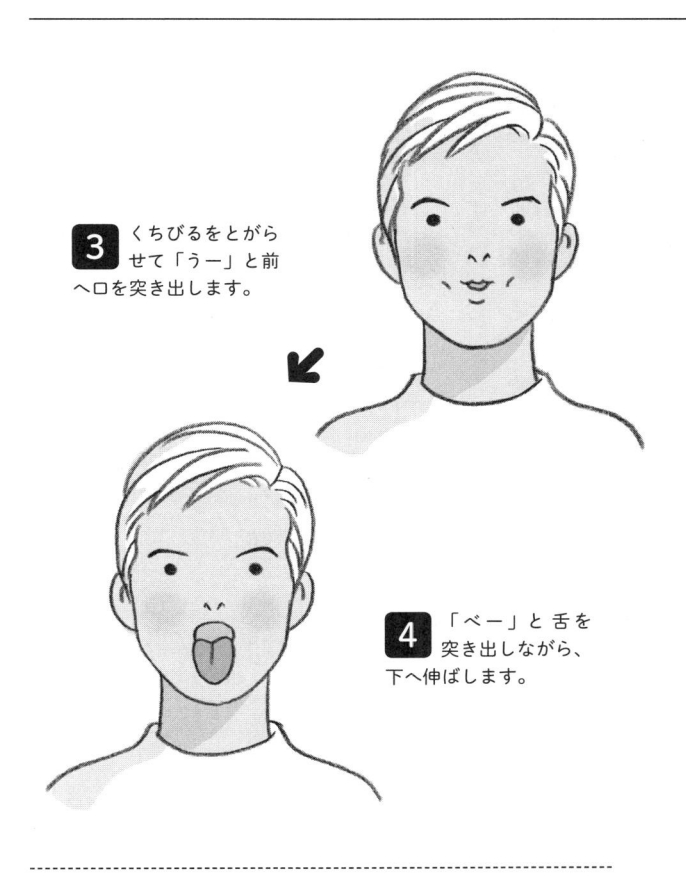

3 くちびるをとがらせて「うー」と前へ口を突き出します。

4 「べー」と舌を突き出しながら、下へ伸ばします。

①〜④を１セットとして10回ほど繰り返すと約１分になります。 30〜31ページの「耳ひっぱり」をしながらおこなうのもオススメです。

帯津良一の健康法のツボ 4

武蔵坊弁慶の溜息

まずは『広辞苑』。

あくび【欠・欠伸】

眠い時、退屈な時、疲労した時などに不随意的に起る呼吸運動。口を大きくあけて、ゆるやかな長い吸息についでやや短い呼息を行う。血液中の酸素の欠乏等によって起る。

欠伸は眠くて仕方がないときには連発することもありますが、普通は1回、多くても2〜3回でしょう。まさに一期一会の所作なのです。一期一会、この欠伸はこれしかないのです。いとおしくもなるというものです。

生理学的には血中に不足した酸素を補うのですから、合の手を入れて小修正をはかるといったところでしょうか。吸気によって交感神経が興奮し、呼気によって副交感神経が興奮することは一期一会ですからほとんど影響はないのでしょう。

ただ、まったく自律神経と無縁というわけではありません。池袋の帯津三敬塾クリニックが主催して、ホテルの宴会場を借りて、週に2回、朝の練功時間を設けています。私の担当は隔週の木曜日。なんと100名くらいの人が集まってきます。やはり地の利ということなのでしょう。

まずは八段錦《はちだんきん》のうちの一段錦から四段錦を練功します。気功としてはごく簡単なものですが、始めて間もなく、会場のあちこちで欠伸をする人が目立ってくるのです。これは練功によって副交感神経がわずかながらも優位になり、欠伸が頻発するのではないでしょうか。腸蠕動《ぜんどう》も活発になり、お腹がぐるぐるとなっているはずです。

ところで、なまあくび（生欠・生欠伸）が出て困るという患者さんが少なからずいます。これも『広辞苑』によれば、中途半端な軽い欠伸で、気分のよくないときに出る欠伸だとあります。普通の欠伸より、やや不健康な感じですので、生欠伸が出たら、簡単な運動をしたりして体調をととのえましょう。

欠伸、生欠伸とくるとどうしても〝ためいき（溜息）〟についても考えてみたくなります。同じく『広辞苑』から。

ためいき【溜息】

失望・心配または感心したときなどに長くつく息。長息。大息。

そして『義経記』の「武蔵坊余りの嬉しさに腰を抑へ、空に向ひて溜息ついてぞ居たりける」を例として挙げています。

どうやら溜息は身心の不調のときも好調のときも同じように出るものらしいですね。それにしても武蔵坊弁慶の溜息はいいですね。いずれにしても長い呼気ですから、副交感神経を引き上げて自律神経のバランスを回復する所作なのでしょう。そうだとすると、失望にしても喜びにしても交感神経優位の状態なのでしょう。

こうしてみると、欠伸にしても溜息にしても、合の手としての意味が少なからずあるようです。合の手となれば、なんといっても調和道協会の顧問をなさっていた故三木成夫《みきしげお》先生です。東京大学医学部の大先輩ですが、解剖学、なかでも発生学をご専門にしていました。以下は先生の説です。

およそ4千億年前の古生代デュポン紀、私たちの祖先は波打ち際で、目前の緑成す陸地を望みながら、行こうか行くまいかと迷っていたといいます。長さにしておよそ3百万年。なぜ迷っていたのか。水中の鰓《えら》呼吸では陸上の生活はできません。肺をつくらなければなりません。そこで鰾（うきぶくろ）を利用することにしました。鰾とは魚類の消化管背方にある膜嚢《まくのう》で、中にガスを満たし、ガスの分泌、呼吸によって水中の浮沈を調節するものです。

鰾はその形が肺に似てはいますが、口を開けてやれば自然にしぼみ、外気を中に吸い込むことはできません。そこで頸部や胸部の筋肉を利用して呼吸筋としたのです。すると一つの困難が生じました。

水中では鰾は平滑筋《へいかつきん》で、運動を司る筋肉は横紋筋《おうもんきん》と分業が成り立っていました。ところが陸地では呼吸筋も運動筋もどちらも横紋筋です。分業が成り立ちませんので頻りに動いているときは呼吸筋のほうは休みがちで、続けて動いていると酸素が不足し二酸化炭素が溜まってきます。

そこで運動を少し止めて大きく息をつくことが要求されます。これが合の手です。合の手によって私たちは粋《いき》に動けるのです。

欠伸や溜息の果たす役割は大きい、といえるでしょう。

5

軽く目を閉じ、胸に手を当てて心臓の鼓動を感じてみる（と、生命力がよみがえる）

主な効果

自然治癒力が高まる　免疫力が向上する

自律神経のバランスが調う

特に
こんな人へオススメ

- ☑ 免疫力の衰えを感じるようになった
- ☑ 動悸や息切れ／整脈が氣になる
- ☑ なんとなく氣分が晴れない
- ☑ やる氣が出ない／元氣が出ない
- ☑ 取り越し苦労が多い

子どもの頃、痛いところに手を当ててもらったらよくなった、という経験はありませんか？

痛みや不快を感じるところへ自然に手を当ててしまうのは、**手に癒しの効果があること**を本能的に知っているからでしょう。

癒しの原点に「手当て」があったことをうかがわせる遺跡は世界中で発見されています。アルゼンチンのサンタクルス州にある「手の洞窟」という意味の世界遺産「クエバ・デ・ラス・マノス」の入り口壁面には800を超える手形が描かれていますし、フランスの「ペシュメルル洞窟」やオーストラリアの「ウルル・カタ・ジュタ国立公園」、アルジェリアの「タッシリ・ナジェール」などにも「手形」が遺されています。

古いものは9300年も前ということですから、先人たちははるか昔から「手当て」の効果を実感していたのかもしれませんね。

桜美林大学の山口創《やまぐちはじめ》准教授は著書『手の治癒力』（草思社）のなかで次のように述べています。

「不安や緊張を感じたときに、頬を撫でたり手をさすったりして、心を落ち着かせる。お腹が痛いときはお腹を撫で、頭が痛ければ頭を抱える。いずれも身体に自然に備わっている本能的ともいえる行動なのである。

こうして私たちは、自分自身の身体に手を当て、撫でさすり、皮膚を手で刺激することで感覚を覚醒させ、『体』を『心』へとつなげ、さらには『頭』を『心』とつなげようと無意識のうちにしているのである。

『手当て』の原点は、そのように人間が自然にしている、手を使って全体のつながりを回復させようとする行為にある。」

「看」という字に、手と目で患者さんを看るという意味があることや、からだの部位を表す言葉のなかで「こころ」がつくのは、手のひらを表す「掌（たなごころ）」だけというのも納得ですね。

手当てで「三脈」を感じる健康法

「三脈」とは、手首の脈と、あごの左右下にある脈、心臓の鼓動のことです。

泣いている赤ちゃんを、胸の鼓動を聴かせるように抱っこするとすぐに泣き止んだり、寝付けないとき横向きになって心臓の鼓動を聴いていると自然に眠気が差してくるのは、**命を刻むリズムに心身を癒す効果がある**からです。

3つの脈を感じることで、こころとからだのバランスが調い、本来持っている自然治癒力がよみがえります。

手当てで「三脈」を感じる健康法

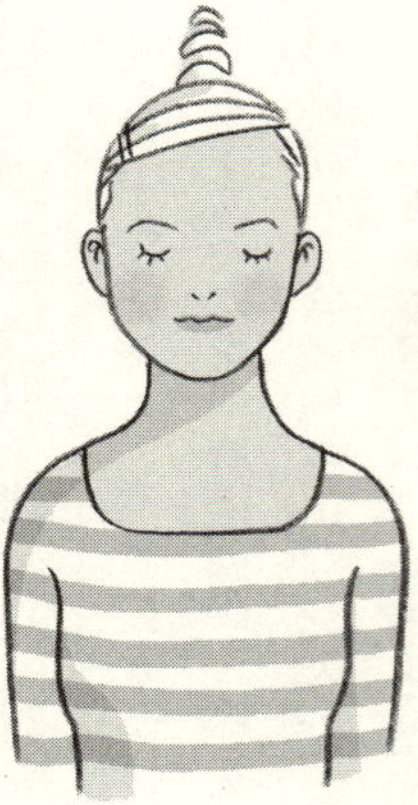

1 軽く姿勢を正して
目を閉じます。

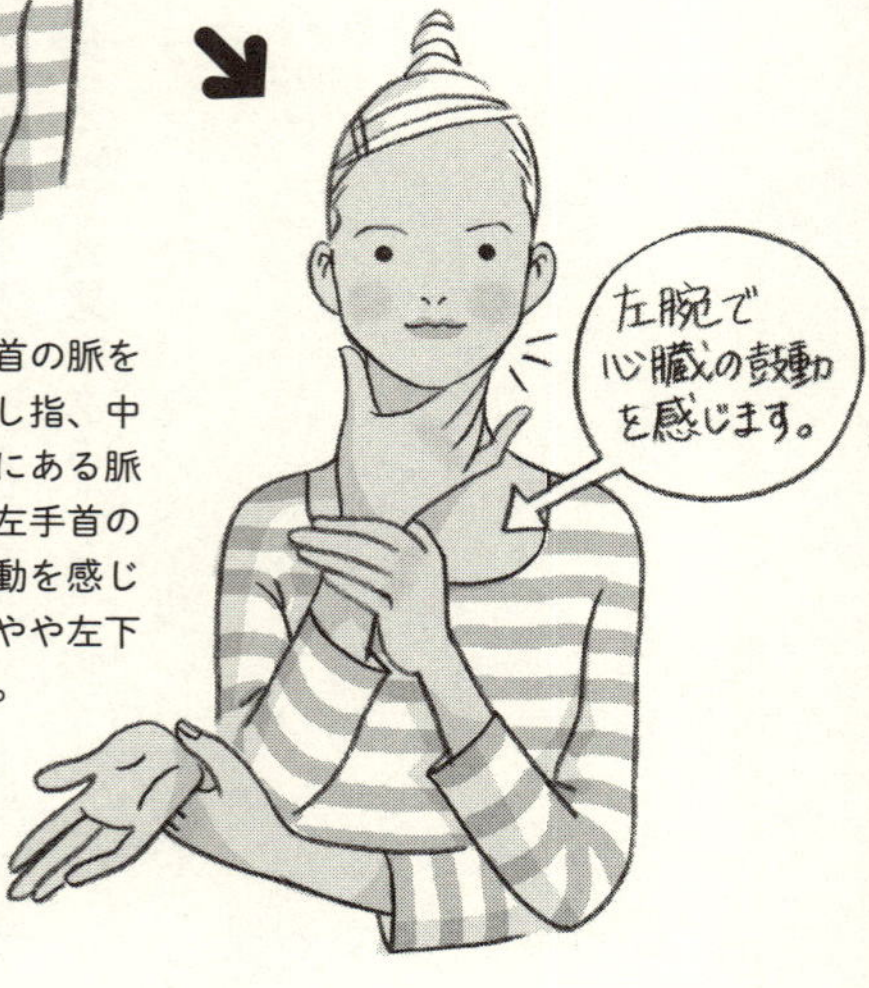

2 左手の親指で右手首の脈をとり、右手の人差し指、中指、薬指であごの左側下にある脈を感じます。このとき、左手首の少し下あたりで心臓の鼓動を感じるように、胸の中央よりやや左下部に触れるようにします。

3 目を閉じたまま、約１分間ゆっくりと３箇所の脈を感じてください（脈を60回数えると、約１分間になります）。

寝るときに試したい「手当て」①

胃腸の調子を調えたいとき

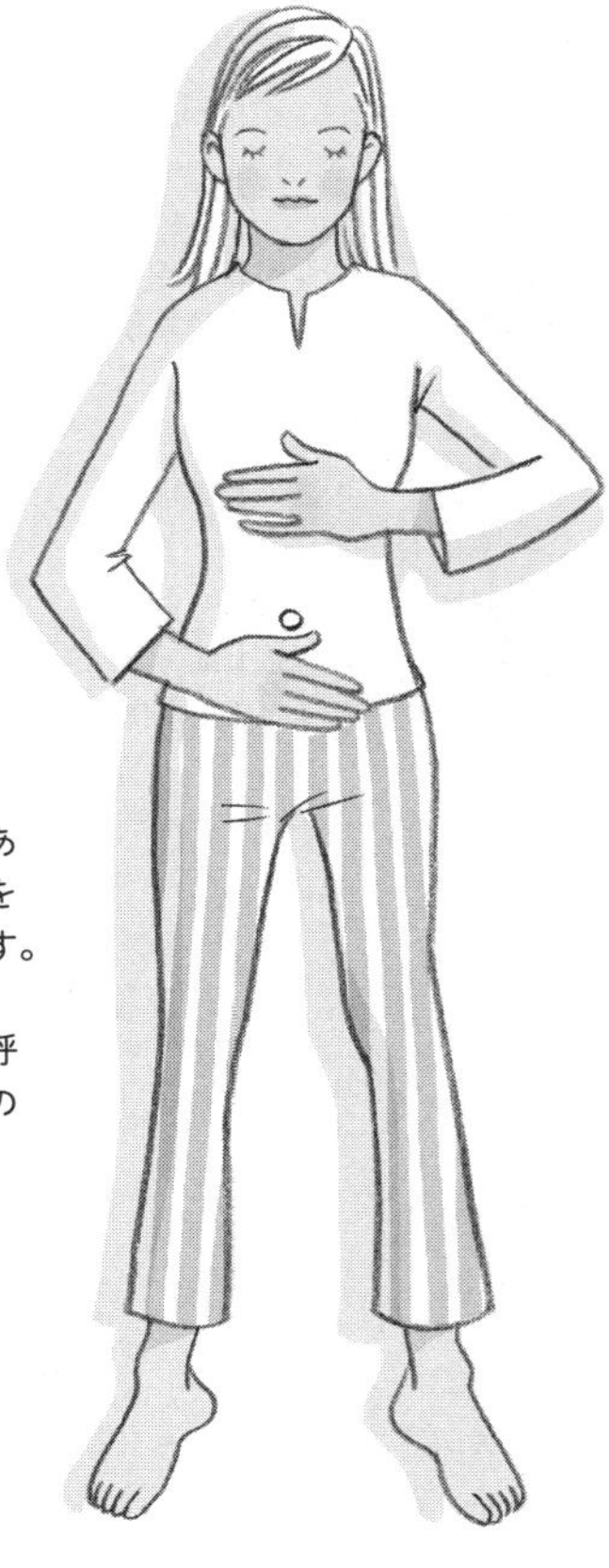

1 片方の手をみぞおちのあたりに、もう片方の手をへその少し下あたりに当てます。

2 そのままゆっくり腹式呼吸を繰り返します。そのまま寝てしまってもOKです。

便秘のときは、お腹が硬く感じられる箇所に手を当ててください

寝るときに試したい「手当て」②

免疫力を向上させたいとき

（自然治癒力をよみがえらせたいとき）

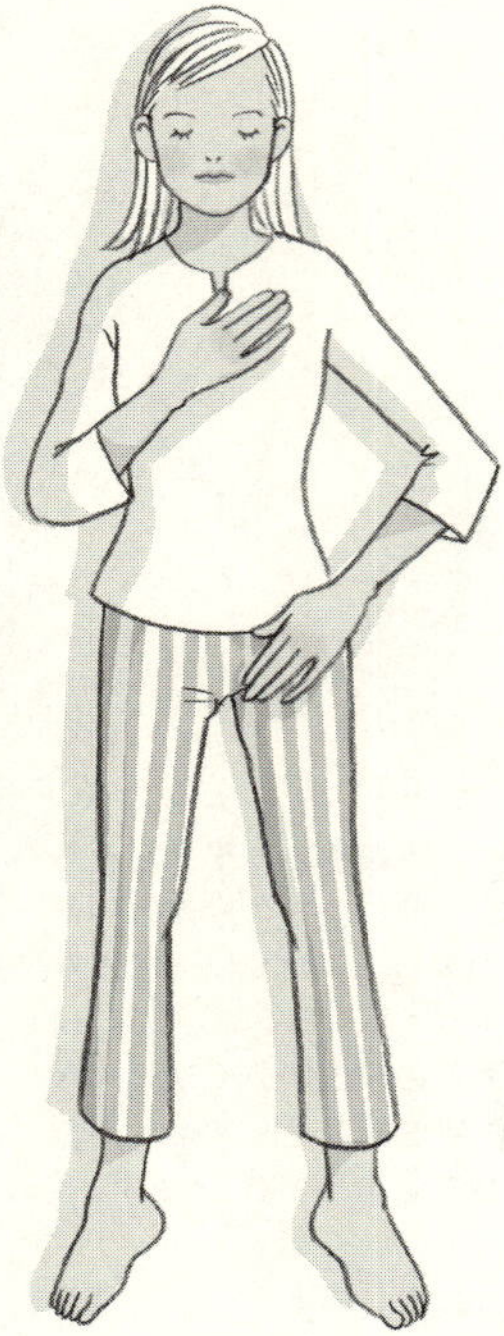

1 片方の手を胸の中央に、もう片方の手を鼠蹊部（足の付け根）に当てます。

2 そのままゆっくり腹式呼吸を繰り返します。そのまま寝てしまってもＯＫです。

手の位置は「氣持ちいい」と感じる場所においてください。
頭で考えず、からだが喜んでいるところへ手を当てましょう。
おいた手よりも、おかれた箇所に意識を向けるとより効果的です。

痛みを軽減させたいときの「手当て」

痛みのある箇所に直接手を当てることも有効ですが、あえてまったく関係のない箇所へ手を当てることで痛みが軽減する場合もあります。

①痛みがある箇所以外のどこか（例えば腰痛の場合は左右どちらかの肩など）に手を当てます。

②その部分の温かさや柔らかさを、ゆっくりと感じます。

③あとはそのまま、からだにお任せする氣持ちで、触れている部分の心地よさを感じ続けてください。

心地よさのなかで、「痛み」という感覚で仕切られていた意識の壁が取り払われ、痛みが徐々に軽減してきます。

帯津良一の健康法のツボ 5

阿弥陀さんの自然治癒力

私は太っているためか左胸に手を当てても、わが心臓の拍動を触れることにはならず、拍動を察知するのなら接骨動脈のほうがはるかに確かです。

ところで、あなたは心臓というと何を連想しますか？　血液循環を発見したイギリスの生物学者ウイリアム・ハーヴェイ（１５７８～１６５７）は１６２８年に『動物における心臓と血液の運動に関する解剖学的研究』を著わして彼の実験結果を世に問うたのです。

ローマの名医ガレノス（１２９頃～１９９頃）の影響のもとにあった16世紀初期の医師はまだ肝臓をすべての血液の源泉と見なしていました。つまり、血液は肝臓の豊かな海綿上の奥部において、腸から運ばれる消化ずみの食物によってつくられ、心臓に達した血液は左心房でプネウマと混じり合うと考えられていました。因みにプネウマとは肺から吸い込まれる霊的精気で生命の実体です（『医学をきずいた人びと』シャーウィン・B・ヌーランド著、曽田能宗訳、河出書房新社）。

ハーヴェイによる発見はまさに近代医学の礎《いしずえ》となるもので、1928年をもって近代医学元年とする人もいるくらいです。古代ギリシャ時代から2000年の長きにわたって歴史を刻んで来たプネウマや霊的精気のような概念をハーヴェイは「無知を隠す陳腐なごまかし」として斥《しりぞ》けたのです。

そして、17世紀の哲学者は「なぜ（Why）」よりも「いかに（How）」で始まる問いに関心をもっていたらしく、ハーヴェイ自身も「実をいえば、私たちの第一の責務は物事がなぜそうなっているかを尋ねる前に、それがどうなっているかを探求することだ、と考えている」と明言しているそうです。

このハーヴェイの考えは300年余を経てなお生きていました。時は1957年、晴れて医学部に進学して最初の授業は「組織学」でした。組織学とは生物の組織の構成、分化、発生、機能などを研究する学問です。この組織学の授業で擦過傷《さっかしょう》がいかにして治っていくのかを学んだのですが、そのあまりの精緻さに感動したものです。

これはあくまでもハーヴェイの「いかに」なのですが、私はすでにこれは誰の指図によるものなのか？　神か？　それとも……と「なぜか」の世界に没入してしまったのです。

当時はまだ「自然治癒力」という言葉はありませんでした。というのは大きな間違いで自然治癒力という概念は古代ギリシャのヒポクラテス（前４６０頃～前３７５頃）の時代に登場していたのです。ただ、「いかに」中心の医学教育のなかには浮上してこなかっただけのことなのです。

それまでのシャーマンの医学つまり悪魔払いの医学を超えて初めて経験医学を打ち立てたのがヒポクラテスです。因みに経験医学とは人体をありのままに観察、記述、分析し、人体の法則性、説明原理を導き出そうとする医学です。悪魔払いの代わりに太陽の光、栄養、運動、環境なども配慮しながら治療せしめるわけですが、ネイチャー（Nature）なる癒える力の根源を体内に求めたのでした。

自然治癒力とは「Vis medicarix naturae」といいラテン語です。ラテン語ということはガレノスのローマです。さらに中世の怪医パラケルスス（１４９３～１５

41）を超え、さらには先のウイリアム・ハーヴェイを超えて西洋医学とともに歴史を刻んできたのに、いまだに正体のつかめない不思議な力なのです。

そこで自分で考えてみることにしました。内なる生命場のエネルギーが生命（いのち）。このエネルギーが何らかの原因で下降するとき、これを回復すべく、その生命場に本来的に備わっている能力。これを自然治癒力と考えました。

そして生命場は環境の場の一つですから、環境の場にも自然治癒力は存在します。場があればそこにかならず自然治癒力が存在すると考えました。ならば自然治癒力の高い場を求めれば自然治癒力が掴めるはずです。

自然治癒力のいちばん高い場は何処に。それは浄土だ！　畏友の本多弘之さん（親鸞仏教センター）によれば浄土とは本願の場、すなわち一切を救おうとする阿弥陀さんの願いが満ちみちている場です。そうか！　自然治癒力とは阿弥陀さんの本願だったのだ。

からだに手を当てることで得られる癒し（自然治癒力）は、浄土にいる阿弥陀さんとつながる方法の一つなのかもしれませんね。

6

足のウラから太ももまでをていねいにもみほぐす（と、全身の血行がよくなり、不快な症状が和らぐ）

主な効果

血流がよくなる　自律神経のバランスが調う

自然治癒力が向上する

**特に
こんな人へオススメ**

- ☑冷え症／肩こり／高血圧・低血圧
- ☑アレルギー性疾患
- ☑健康的にダイエットしたい
- ☑毎日グッスリ眠りたい／なんとなく氣分が晴れない
- ☑認知症予防

下半身には筋肉の3分の2がついていて、約70％の血液が集まっています。

この足のウラから太ももまでの部分をていねいにもみほぐすことで、全身の血液循環をよくし、からだが本来持っている自然治癒力を引き出そうというのがこの健康法です。心臓から、からだの隅々まで運ばれた血液は、再び心臓へ戻って循環を繰り返します。このポンプ運動に重要な役割を果たしているのが、ふくらはぎと太もも。

とくに**ふくらはぎは「第2の心臓」とも称されるほど重要な箇所**で、からだの老廃物を流すツボもここに集中しています。

108歳で天寿を全うしたきんさんは、90代の頃「数字がうまく数えられない」「あいうえおがうまく話せない」という時期があったそうです。

ご家族の方が「ふくらはぎエクササイズ」を施したところ、認知症の症状が改善され、性格も明るく前向きに変化されたとのこと。

血液がからだの隅々まで行き渡ると、さまざまな症状が改善されるんですね。

ふくらはぎから太ももまでのマッサージ

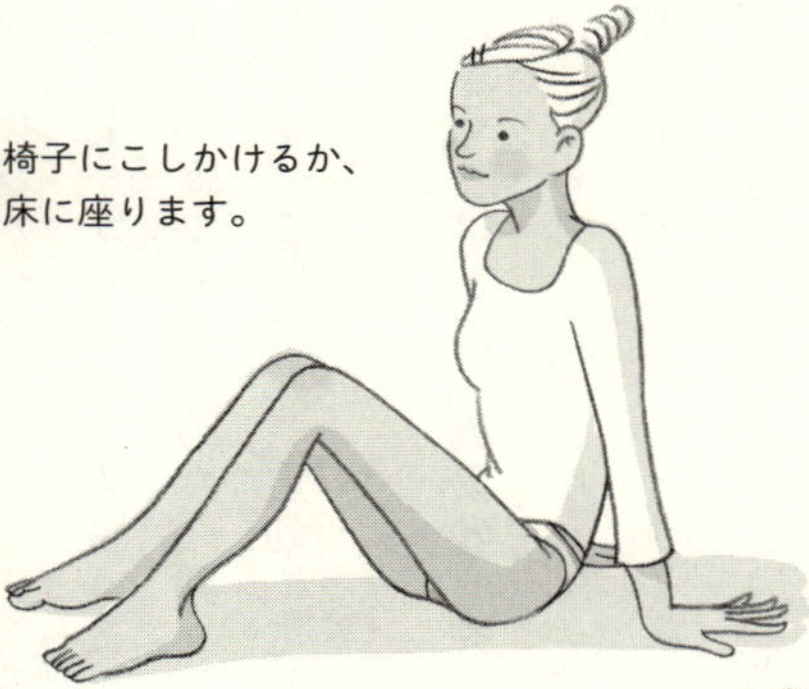

1 椅子にこしかけるか、床に座ります。

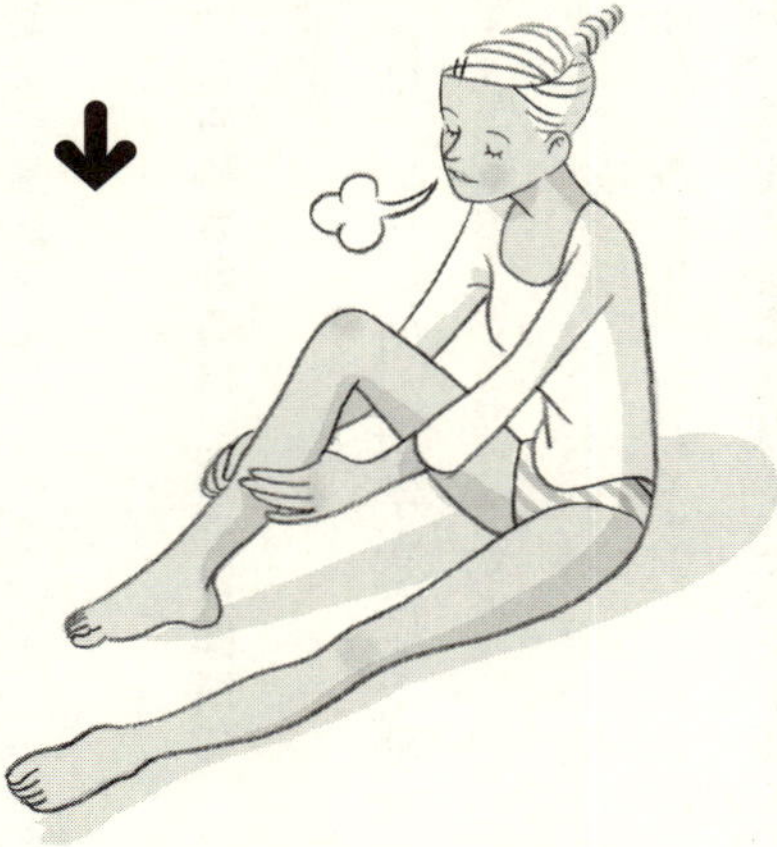

2 片足ずつ、アキレス腱からひざ裏、太ももまでをていねいにゆっくりもんでいきます。両手で包むように、ひざから下は両手の親指、太ももは親指以外の4本指で。もむ方向は、下から上へ。呼吸は「押しながら吐く、戻しながら吸う」が基本です。

3 両手で包み込むようにしてパッティング。このとき、手は開いていても、握っていてもかまいません。「氣持ちいい」と感じる方でおこなってください。片足ずつ、足首から太ももの方向へ移動させながらおこないます。

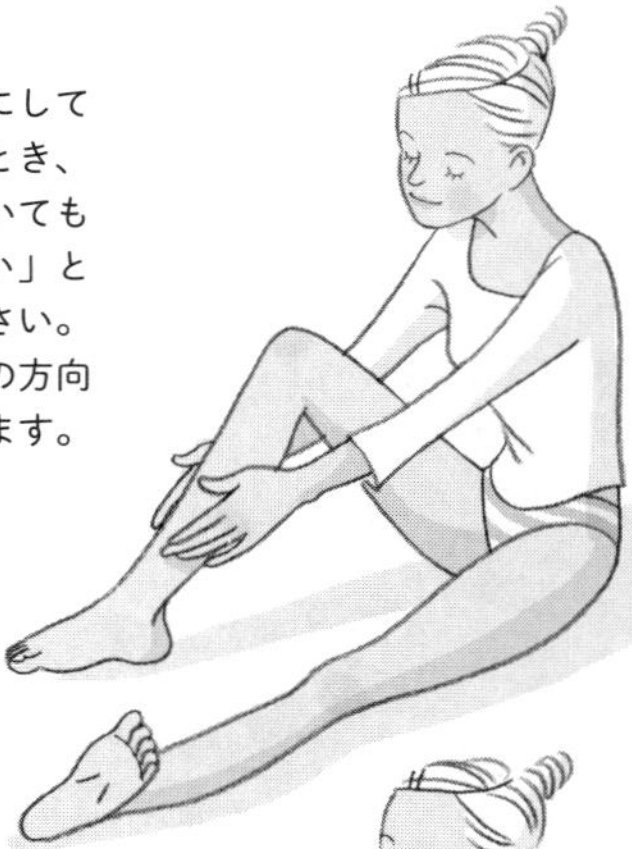

↓

4 最後は、両足の付け根（鼠蹊部）を10回ほど往復させてさすります。

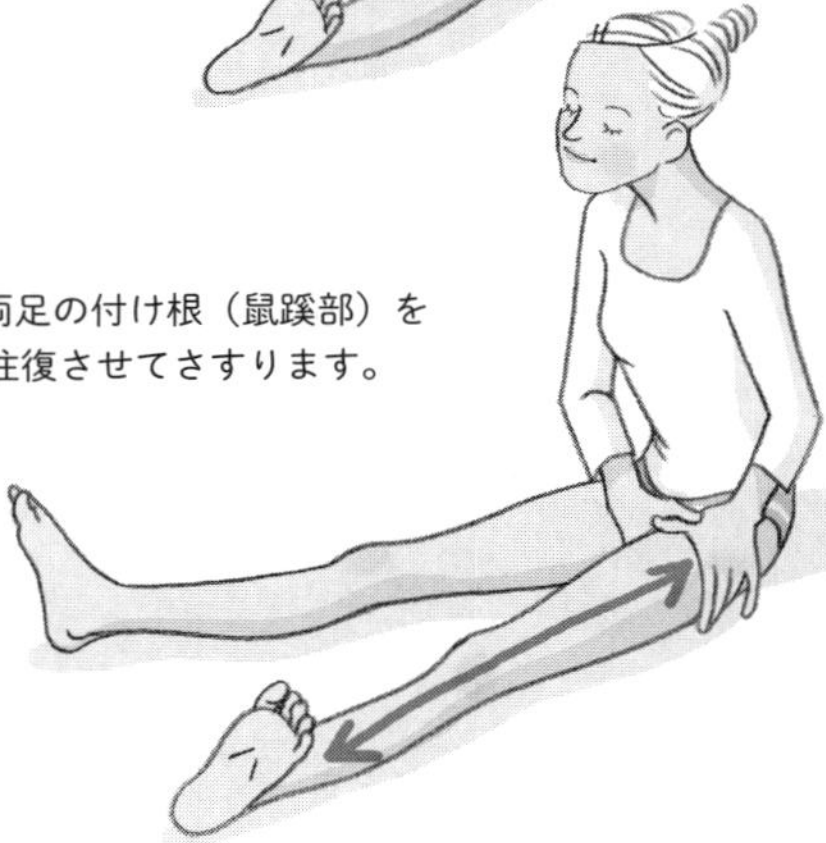

お風呂上がりにおこなうと、血液の循環がよく、からだが温まっているのでいっそう効果的。終了後は、常温の水かぬるま湯をコップ1杯摂ると、老廃物の排泄効果がいちだんと高まります。

もう1分で、さらに効果アップ！

足ウラ、足指マッサージ

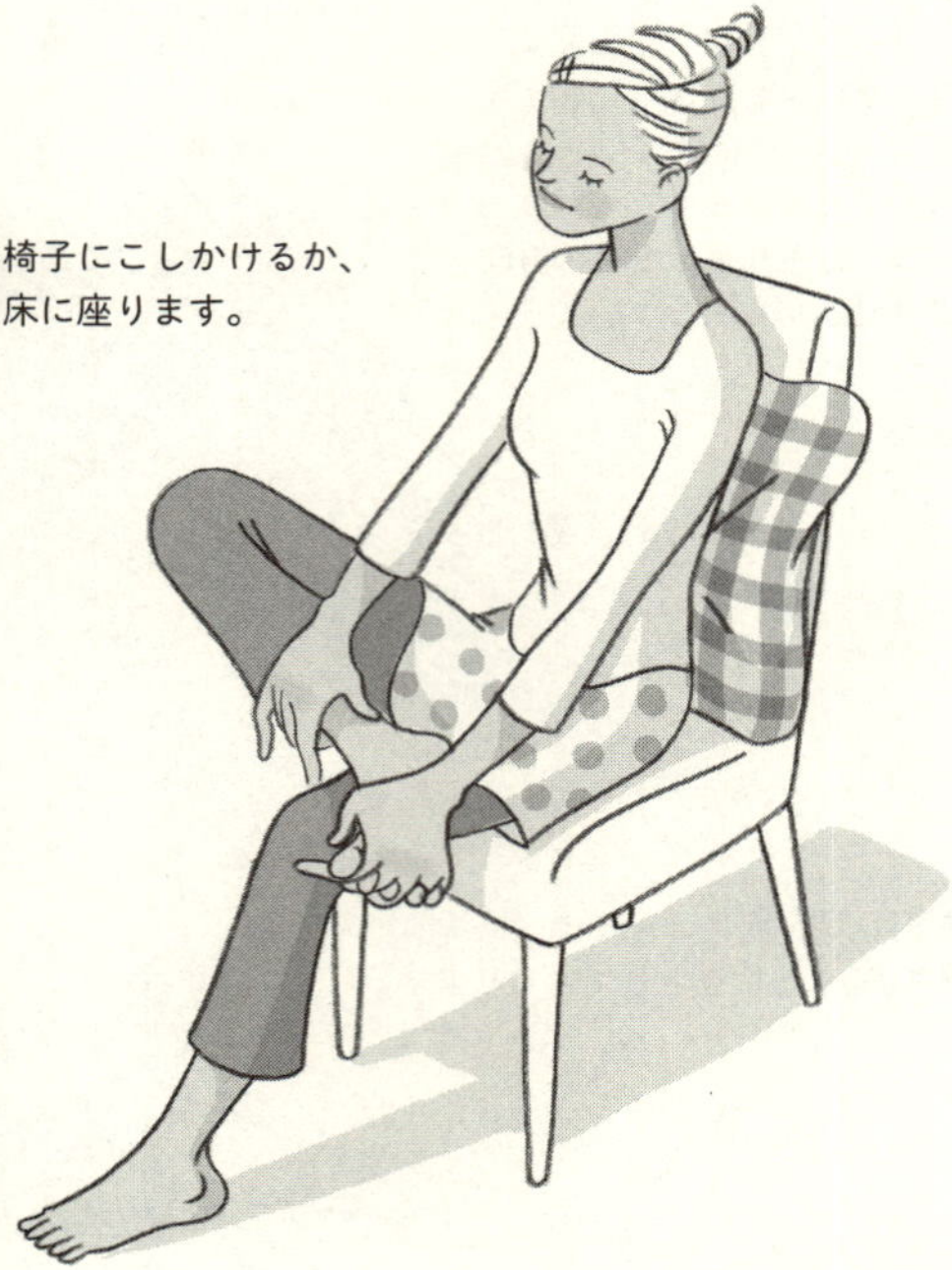

1 椅子にこしかけるか、床に座ります。

2 指を1本ずつつまんで左右に10回ほどねじります。

3 足指の間に手の指を入れて、そのまま足首をまわしたり、反らしたりします。このとき、手の指は足指の間深くまで入れずに、すき間を少し空けておきます。終わったら、もう片方の足もおこないます。

理想はつきたてのお餅のような、弾力性のあるふくらはぎです。

このマッサージもお風呂上がりにおこなうと、血液の循環がよく、からだが温まっているのでいっそう効果的。足のウラにもたくさんのツボが集まっているので、痛氣持ちいい箇所や、硬くなっている箇所をもみほぐしましょう。

終了後は、やはり常温の水かぬるま湯をコップ1杯摂ると、老廃物の排泄効果がいちだんと高まります。

帯津良一の健康法のツボ 6

わが足首にねぎらいの言葉を

下肢にかぎらず、マッサージが血液循環を改善するということで身体によいことは当然ですが、もう一つの、より大きな効果は経絡も刺激することでしょう。これも『広辞苑』から。

けいらく【経絡】

漢方医学で気血が人体をめぐり流れる経路をいう。手足より発するもの　おのおの三陰三陽の十二経絡と腹背の正中線を走る二つの脈を合わせて十四経絡といい、これに付属して三六五の経があって全身に分布。（中略）血管系・リンパ系・神経系とは別の特異な循環・反応体系で……（後略）

経絡も経穴も解剖学的にその存在を証明できないのですが、中国医学四千年の歴史を鑑《かんが》みれば、その存在を否定する人はいないでしょう。内なる生命場が物理化学的に解明された暁には、生命場の歪みを正すべく全身に張り巡らされている治癒系としてその存在が証明される日がやってくることでしょう。

参考のために下肢の経絡を挙げてみます。以下は拙著『帯津式「首ツボ」だけで病気は防げる』（主婦と生活社・2011年）からの引用です。
●足の太陽膀胱経《たいようぼうこうけい》（原穴＝京骨《げんけつ　けいこつ》）
経絡の中でもっとも長い経絡で、下腿の背部を下行して足の第5指まで。長いだけあって守備範囲も広く、膀胱炎や頻尿などの泌尿器系の疾患から腰病、坐骨神経痛など幅広い目的で使用することができます。
●足の小陽胆経《しょうようたんけい》（原穴＝丘墟《きゅうきょ》）
これも太陽膀胱経に次いで長い経絡で、顔面部や耳の症状、肩こり、坐骨神経痛など、特に痛みを緩和する目的でする治療に多く使われます。
●足の陽明胃経《ようめいいけい》（原穴＝衡陽《しょうよう》）
胃の疾患全般と下痢や便秘など主に消化機能をサポートします。
●足の太陰脾経《たいいんひけい》（原穴＝太白《たいはく》）
主として消化機能の改善に用いられます。さらに原穴とは別に、この経絡の足首には三陰交《さんいんこう》という重要なツボが存在します。これは万能ツボといわれ、特に女性特有の疾患（生理痛や更年期障害など）に効果があります。

●足の小陰腎経《しょういんじんけい》（原穴＝太谿《たいけい》）

東洋医学での「腎」には、生きる力の源（生命力）という意味合いがあります。この経絡の流れをよくすることは活力のアップにつながり、いろいろな症状の改善につながります。ストレスによる疲れや無気力はもちろん、太陽膀胱経と表裏の関係にあることから、頻尿や膀胱炎の改善にも使われます。

●足の厥陰肝経《けついんかんけい》（原穴＝太衝《たいしょう》）

東洋医学での「肝」とは、西洋医学の肝臓と少し違い、「血液を貯蔵管理する」「気の流れをよくする」という意味で用いられます。よって血液の循環不全から起こる疾患（冷えやむくみなど）だけでなく、ストレスによるイライラなど気の流れの停滞が原因で起こる症状にも、この経絡が用いられます。手首の心経《しんけい》・心《しん》包経《ぼうけい》と一緒に、精神的なトラブルへの治療経絡としても使われています。

経絡の説明の中に「原穴」という名称が出てきますが、これは経絡がそれぞれの臓腑の原気《げんき》を運んでためてあるツボで、生命力を高めるという意味で重要なツボとみなされています。

このように、下肢には全身に影響をおよぼすツボや経絡が存在しているのです。手の原穴が手首に集中しているように足の原穴も足首に集中しています（84～85ページ参照）。足首は二足歩行の生物として進化した人間にとって、関節の中でもっとも負荷のかかる重要な関係となっています。

さらにもう一つ重要な働きがあります。それは身体の平衡感覚を担っていることです。どういうことかといいますと、まず耳にある三半規管で平衡感覚を感じ、それが延髄を経由して小脳に伝えられることで、私たちは2本の足で立ったり歩いたりすることができるのです。このとき脳でキャッチした地面の位置情報と合うように足をコントロールしているのが足首なのです。足首がいとおしくなってきますね。このいとおしさをもってマッサージすれば、効果もよりいっそう高まるというものです。

足を通る6経路と原穴

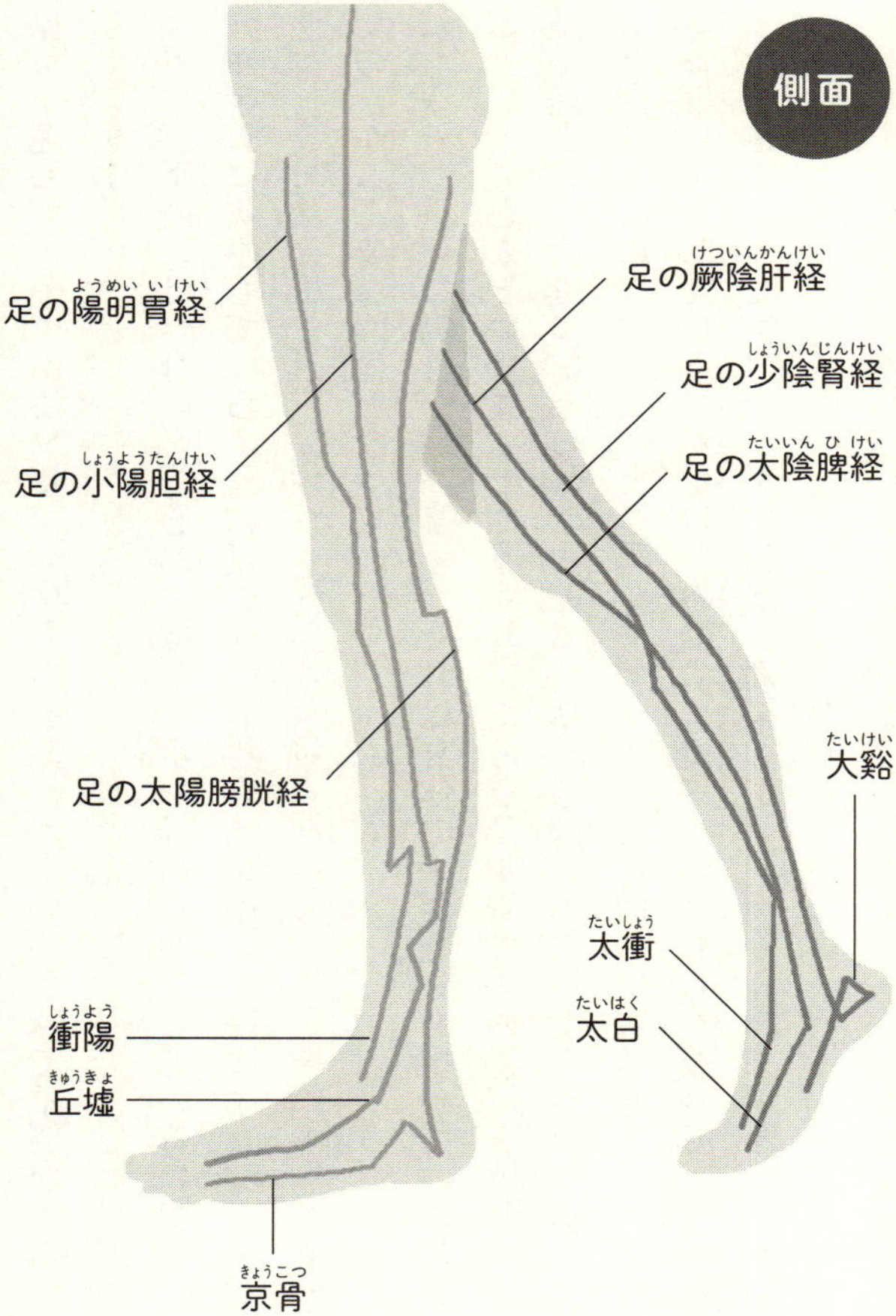

側面
足の陽明胃経《ようめいいけい》
足の小陽胆経《しょうようたんけい》
足の太陽膀胱経
足の厥陰肝経《けついんかんけい》
足の少陰腎経《しょういんじんけい》
足の太陰脾経《たいいんひけい》
大谿《たいけい》
太衝《たいしょう》
太白《たいはく》
衝陽《しょうよう》
丘墟《きゅうきょ》
京骨《きょうこつ》

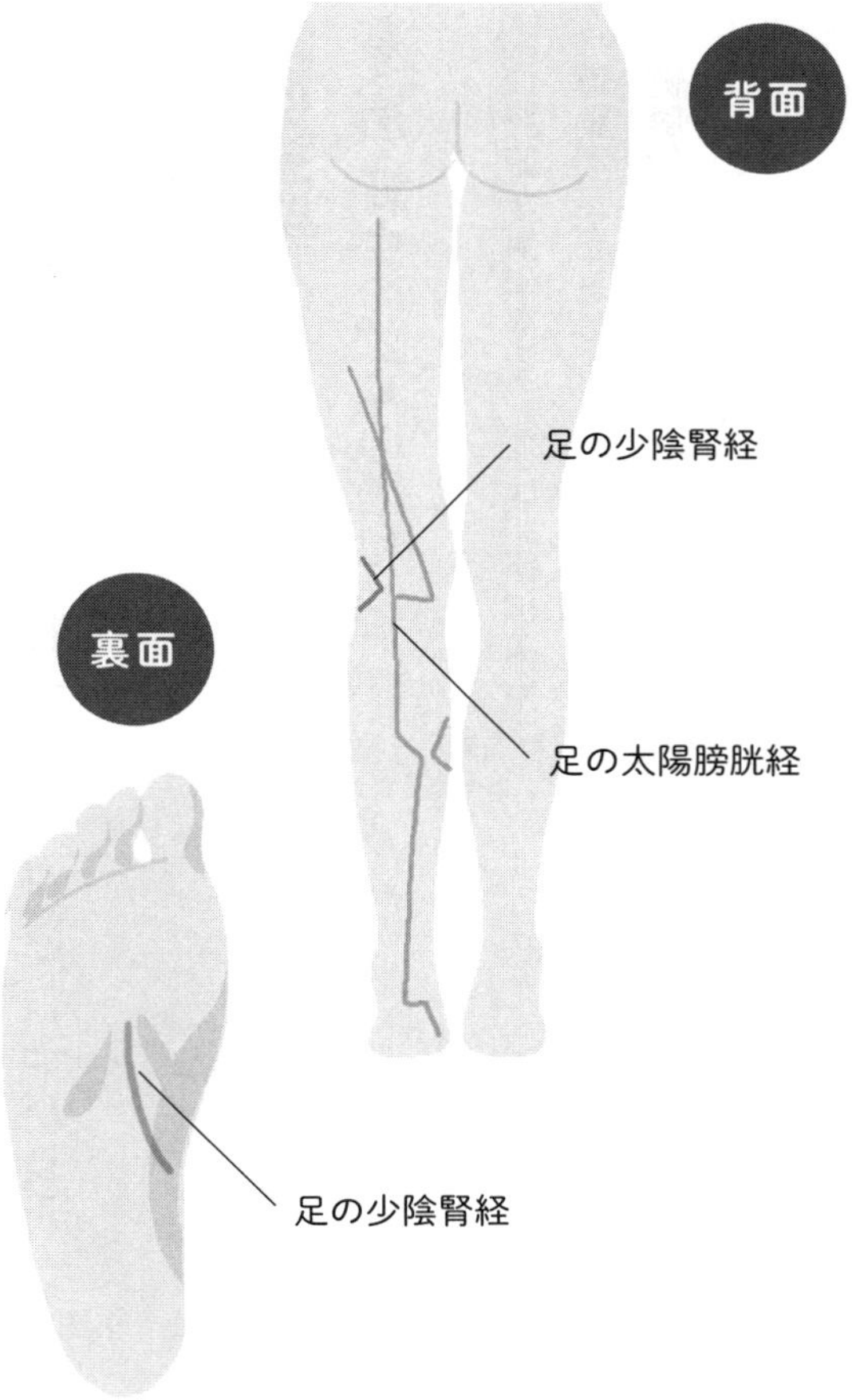
背面
足の少陰腎経
足の太陽膀胱経
裏面
足の少陰腎経

7

両腕を大きく振りながら、その場で足ぶみをする（と、血糖値が下がる）

主な効果

生活習慣病の予防・改善
首・肩・背中のこりの緩和

特に
こんな人へオススメ

- ☑ 血糖値が氣になる／血圧が氣になる
- ☑ 運動不足を感じる
- ☑ 健康的にダイエットしたい
- ☑ なんとなく氣分が晴れない
- ☑ 腰痛／便秘

前の健康法でも触れましたが、下半身には、からだ全体の筋肉と血液が約7割も集まっています。

ここを積極的に動かすウォーキングには、さまざまな研究から次のような健康効果があることがわかっています。

・糖と脂肪が燃焼して、**糖尿病を予防・改善**する
・血液の循環がよくなって、**血圧が安定**する
・新陳代謝がよくなって、**健康的にダイエット**ができる
・ビタミンやカルシウムの吸収効率が高まり、**骨粗しょう症を予防・改善**する
・リズム運動がセロトニンを活性化させ、**心身の健康バランス（自律神経）が調う**
　その結果、健康の3要素である**「快食・快便・快眠」**を実感できる
・脳への血流促進とほどよい刺激が、**認知症などの予防・改善**につながる

今すぐ歩きたくなるくらい、スゴい効果でしょう?

江戸時代から続く健康書のロングセラー『養生訓』にも「食後には300歩ほど歩くとよい」という記述があります。

著者の貝原益軒さんは、もともと丈夫なからだではなかったようですが、健康によいといわれるさまざまな健康法を実践して、当時としては珍しい84歳という長寿をまっとうしました。そんな益軒さんが、自らの体験の集大成として亡くなる前年にまとめあげたものが『養生訓』ですから、一言一句に宿る説得力に重みがあるわけです。

益軒さんにならって、私も毎食後散歩をしています。歩数は1000~1500歩ほど。時間にすると10~15分といったところです。少し食休みをしてから、テクテクと出かけていくわけですが、これがとても氣持ちいい。前ページで挙げたさまざまな健康効果をからだで実感できます。

益軒さんが述べている「食後」というのも、たいせつなポイントの一つです。医学博士の久保明先生によると、**血糖値がピークになる食後30分から1時間ほどのタイミングでからだを動かすと、糖がエネルギーとして使われるため、血糖値が10～15%ほど下がる**そうです。つまり「糖尿病などの生活習慣病を予防・改善する効果がある」ということになりますね。

この「からだを動かす」方法として、久保先生をはじめ多くの専門家が勧めているのが「歩くこと」。江戸時代に益軒さんが述べていたことは、とても理に適っていたわけです。

からだ全体の筋肉と血液の約7割が集まっている下半身を動かすことで、全身の血流がよくなり、穏やかなリズム運動によって自律神経のバランスも調います。自律神経は食べものの消化吸収や排泄、睡眠に深く関係していますから、**快食・快便・快眠という健康の3要素をすぐに実感できる**のです。

「でも、いざウォーキングとなると、なかなかまとまった時間がとれないなぁ……」

そんな方にオススメなのが「1分間足ぶみ法」です。

私が住んでいる北海道では、冬に散歩へ出かけるのがちょっと億劫になることがあります。とくに吹雪の日は、すぐに散歩をあきらめてしまいます。そんなときは、その場で「足ぶみ」。テレビ番組を観たり、なにか考えごとをしながらだと、あっという間に時間が経ってしまいますが、基本的にはそんなに長く歩く必要はありません。『養生訓』に記されている歩数も300歩、時間にして約3分です。

1度にたくさんの歩数（時間）を歩くよりも、毎日続けることがたいせつです。先ずは1分間。92〜93ページで紹介するような歩き方で始めてみてください（食後に限らず、1日に何度でもどうぞ）。

習慣になる頃には、前述のさまざまな健康効果を実感できていることと思います。

こうするとさらに効果アップ！

太ももを少し高めに上げながらおこなうと、さらに効果的。
また、肛門を締めることを意識すると、からだ中の氣が充実してきます。
口から肛門まではひと続きの管。
管の出口である肛門を意識することで、内臓全体の機能もアップします。
どちらも無理のない範囲で試してみてください。

その場足ぶみ

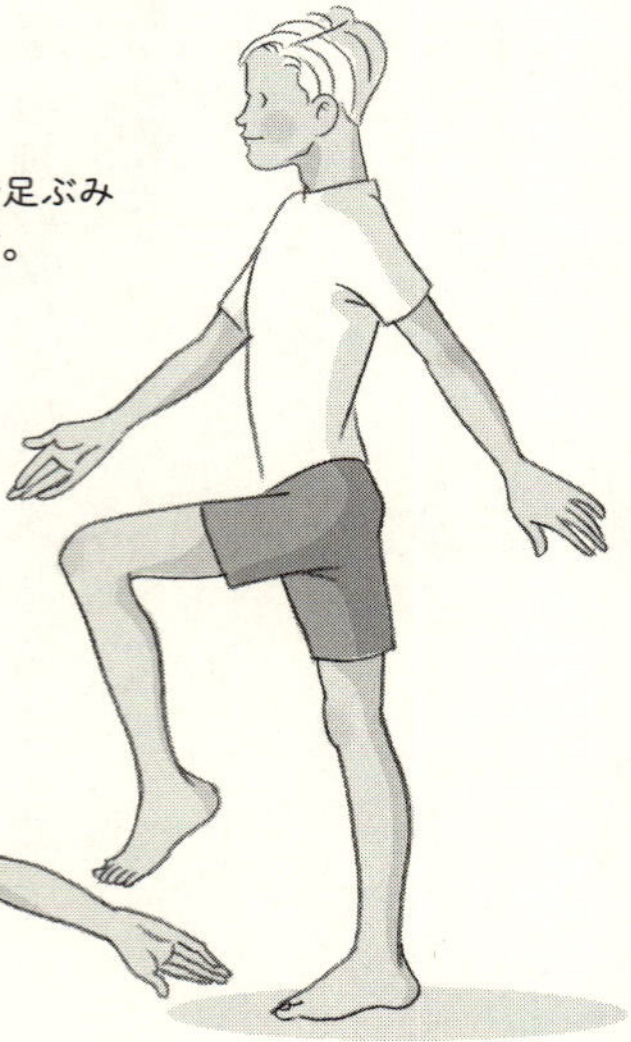

1 その場で足ぶみをします。

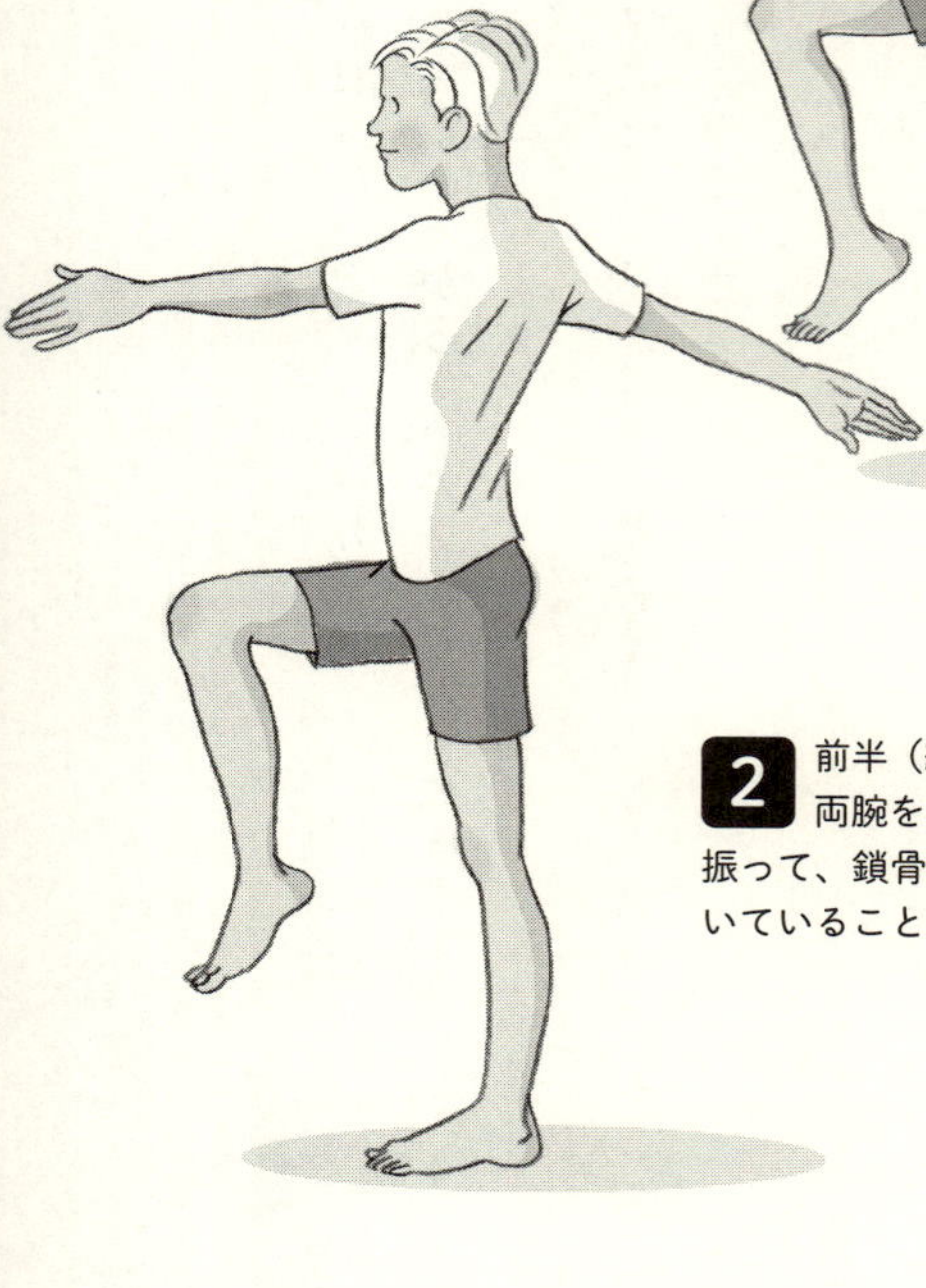

2 前半（約30秒間）は、両腕を前後に大きく振って、鎖骨と肩甲骨が動いていることを意識します。

3 後半（約30秒間）は、手についた水をはらうように両手をブラブラさせながらおこないます。

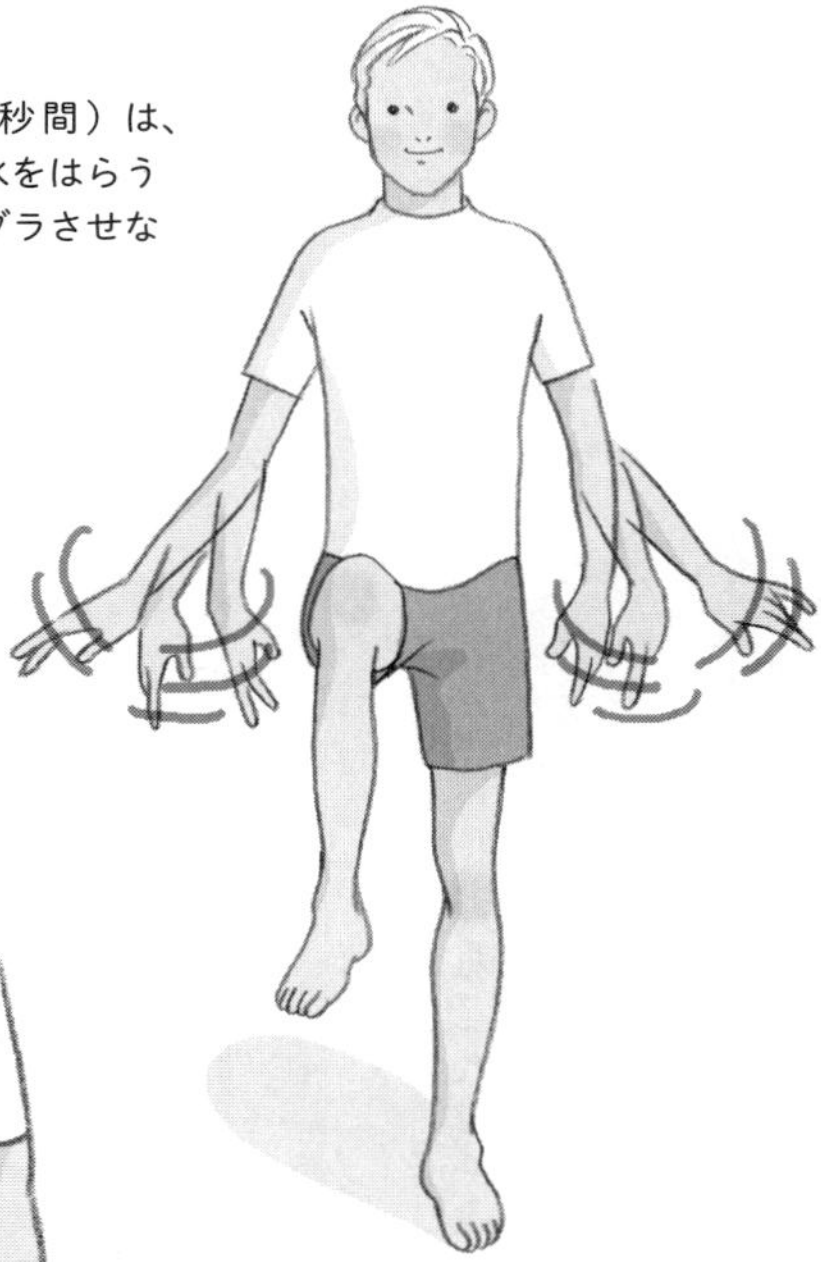

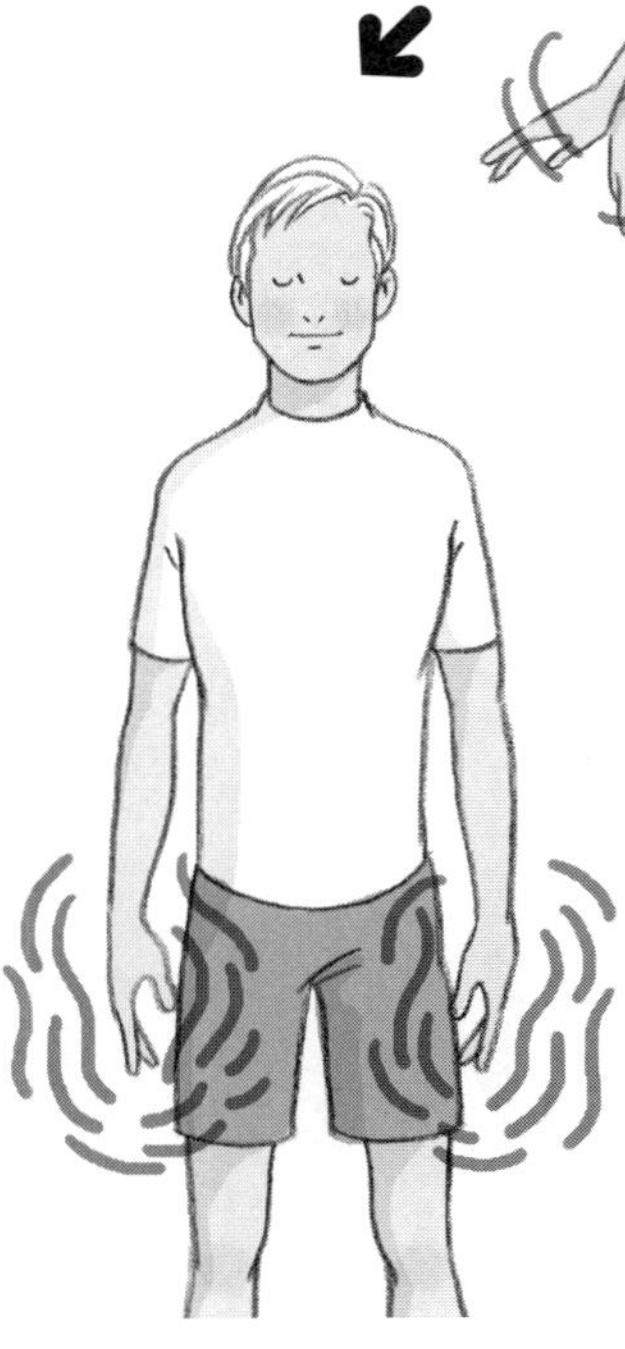

4 終わったら肩の力を抜いて軽く目を閉じ、両手のジワジワした感触を味わいます。

帯津良一の健康法のツボ 7

老子と星の王子さま

90歳にしてなお矍鑠《かくしゃく》としている人が増えてきました。頭は決して呆けていない。食欲もそれなりにあって家族や友人と夕餉《ゆうげ》のひとときを楽しく過ごすことができる。お酒もわずかながら嗜める。そして、ごく身の回りのことは自分で済ますことができるといった具合です。

ただ、そうした老後を楽しんでいる人の口から時々聞こえてくるぼやきがあります。

「いやぁ、足腰が弱りましたなあ」

たしかに足腰が弱って歩くことが億劫《おっくう》になることはあんまりうれしくはありませんね。以前、作家の五木寛之さんから問われたことがあります。どういう状況になったら死んでもよいと思うのかと。私は即座に答えたものです。近所の居酒屋さんに歩いて行けなくなったら死んでもいいですねえと。

ここで一人のご老人を思い出しました。はるか昔のまだ若い頃、日曜日の午前中、神保町の本屋街を一回りしたあと、すずらん通りの揚子江飯店に入ります。お店がまだ今のところではなく道路を挟んで向かい側にあった頃です。

ビールと五目焼きそばを頼んで昼食のひとときを楽しんでいると、時々一人のご老人がやって来るのです。年のほどは80歳くらいか、こざっぱりした白い開襟シャツに下駄履きという出立《いでた》ちです。この方もビールと焼きそばですが、違うところは一皿の焼売がついていることです。

持参してきた朝刊を開いてゆっくりと目を通している寛《くつろ》いだ姿を眺めながら、あぁ、いいなぁ、俺もあのような年の取り方をしたいなあと敬愛の念を禁じ得ませんでした。

だから年を取って足腰が弱って日曜日のひとときをこうして寛ぐことができなくなるのがこわいのです。そこでできるだけ足腰に負荷をかけて、衰えを少しでも先延ばしにしたいのです。

永井荷風の『日和下駄』という作品が大好きです。暇をみつけては日和下駄を履いて東京の街をあちこち歩き回り、ほどよく腹が空いたところで馴染みの食堂に入って、日本酒とカツ丼の昼食を摂る永井荷風にこれまた敬愛の念を禁じ得ないのです。

私も永井荷風の真似をして歩き回りたいところなのですが、何事にもせっかちな私には土台無理な相談です。そこで駅の階段はできるだけ足を使って昇ることにしています。こんなことがありました。夜の9時頃、常磐線の特急を上野駅で降りて、長い階段を昇って、さらに構内を横切って公園口を出ました。酒を呑んでいるうえに重い鞄を下げていたこともあって完全に息があがってしまい、出迎えのクリニックの師長にひどく叱られたものです。

話は変わりますが、信州の伊那谷に住む英文学者の加島祥造《かじましょうぞう》さんのことはご存知でしょうか。英文の『老子』を読んで、これにのめり込み人里離れた伊那谷で、老子さながらの無為自然な生活をしているので〝伊那谷の老子〟と呼ばれています。

もう10年近く前ですが、伊那谷を訪れて加島さんとの対談本をつくったことがあります。当時81～82歳だったでしょうか。対談が一区切りついたところで、近くの天竜川の土手を散策したものです。

おどろいたことに加島さんの歩きがじつに速いのです。私も歩きが速いとよくいわれているのに、油断していると置いていかれてしまうのです。なんとか追いついて行きながら見るに、加島さんの歩く姿勢がいいのです。背筋をぴんと伸ばして音もなくリズミカルに進んで行きます。

誰かに似ているな、はて誰だろう。あっ、そうか。星の王子さまだ！　うーん、そうだったのか。不時着した砂漠の中で、サンテグジュペリ（Antoine de Saint-Exupéry）が見た星の王子さまは老子だったのだ！　なにかほのぼのとした想いに駆られたものです。

これは後日談。庭の夕菅《ゆうすげ》の花を見遣りながら、あなたもこちらに越してきたらどうかね。ネイチャーの中で暮らすのもいいものだよと加島さん。いやぁ、歩いて行けるところに居酒屋さんが無い土地には住めないんですよと私。

また居酒屋さんに戻って来ました。だから両腕を大きく振ってリズミカルな足ぶみは、足腰を鍛えるためにもセロトニンを分泌するためにもいいものなんですよ。

8
お腹をやさしくていねいにマッサージする（と、快便になり免疫力が上がる）

主な効果

免疫力が向上する　肌がきれいになる
アレルギー症状の改善

**特に
こんな人へオススメ**

- ☑ 食欲がわかない
- ☑ なんとなく元氣が出ない・やる氣が出ない
- ☑ 風邪を引きやすい
- ☑ アトピー性皮膚炎／肌荒れ／便秘・下痢
- ☑ 健康的にダイエットしたい／若返りたい

「お腹だけは、ちゃんと布団をかけなさいよ」

子どもの頃によく言われませんでしたか？

暑くて寝苦しい夜でも、お腹だけは冷やさない。

先人たちは「お腹のたいせつさ」を知っていたのです。

植物は根っこがダメになってしまうとなにをしても回復が難しくなりますが、これは茎や葉っぱ、花や果実の土台となり、栄養を吸収しているのが「根っこ」だからです。**このたいせつな「根っこ」が、人間のからだでは「お腹」にあたります。**

落ち着いている状態を「肚《はら》が据わっている」と言ったり、根性があることを「ガッツ（腸や消化器）がある」と言ったりするのも、こう考えると納得がいきますね。

また「腸」という字の左側にある月（にくづき）を土に替えると「場」という字になるのも、腸が地球でいうところの、土や場（土台）にあたることを表しているのではないかと思います。

お腹をマッサージすることのたいせつさに初めて氣づいたのは10年ほど前。ラジオで健康番組のパーソナリティをしていたときでした。

相方をしてくれている局アナの女性が「話す仕事の人にとって、腹式呼吸はとても大事なんですよ。お腹から声が出るようになるし、健康にもいい効果があるんです」と教えてくれたのです。

「息を吐くときにお腹を引っ込めて、吸うときにお腹を膨らませる。たったそれだけなんだけど、とても氣持ちが落ち着くんです。呼吸をするたびに、なんだかお腹もマッサージされているようで……。**風邪を引きづらくなったし、便秘が治って、肌もきれいになった**んですよ」

腹式呼吸に自律神経を調える効果があるのは聴いたことがありましたから、氣持ちが落ち着くことはすぐに理解できましたが、風邪や便秘、美肌にまで効果があるとは……。

その後さまざまな文献などで、自律神経と腸が密接に関係していること、腸が免疫機能の大半を担っていることを知り、おおいに納得しました。

お腹を動かす腹式呼吸は、お腹のマッサージにもなっていたのです。

からだの隅々まで運ばれる栄養素も、もともとは腸でつくられていますから、**お腹の状態がよくなると、からだ全体にゆき渡る血液の質も改善されます**。

先ほどのアナウンサーのように「お腹をマッサージしてから、なんだか肌がきれいになったみたい！」という声が多いのはこうした理由からでしょう。

また、免疫の大半を担っている場所も、腸を中心とした「お腹」です。免疫の要であるリンパ球が信号を受け取る細胞（マクロファージ）は、90％がお腹に集まっています。マクロファージは、冷えている状態だとはたらきが衰えてしまうので、冷やさないことや、ていねいなマッサージなどでお腹を動かして温めることは、自律神経を調えて、からだ全体の免疫力を高めるためにとてもたいせつなのです。

次ページで紹介するお腹のマッサージは、腹式呼吸よりさらにマッサージ機能に重きをおいた方法です。「からだの土台・根っこ」であるお腹に直接はたらきかける効果を体感してください。

お腹のマッサージ

1 リラックスして、呼吸を調えます。

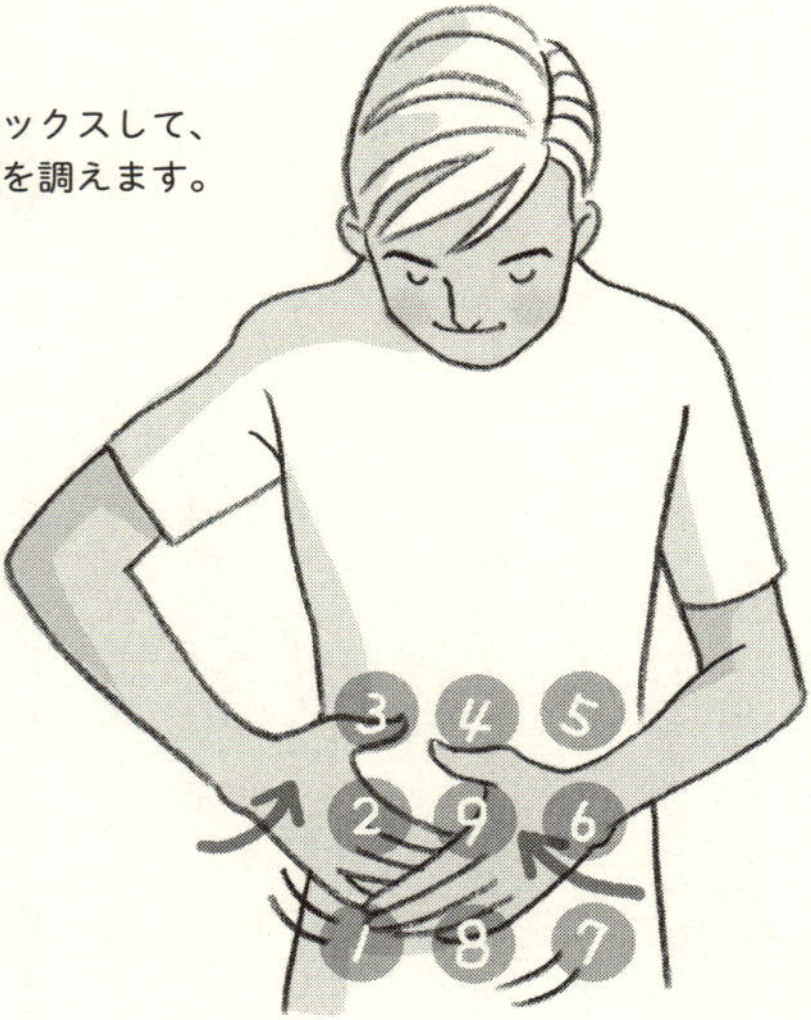

2 へそを中心に指４本分くらいの間隔を空け、周囲を「の」の字を書くようにマッサージします。「の」の字のスタートは、お腹の右下あたりから。全体を８箇所のポイントに分けるとわかりやすいでしょう。ゆっくり息を吐きながら「氣持ちいい」と感じる程度にやさしくていねいに圧をかけます（親指以外の４本、または小指も除いた３本でおこなうと押しやすいですよ）。

3 息を吸うときにゆっくり戻します。目安は１箇所につき３〜５秒程度。へそを１周して、40秒ほどです。

4 後半の20秒はおなか全体をさすります。時計回りに大きく10回まわし、上から下へ10回なで下ろします。

※腸が活発に動いている食後は消化の妨げになる可能性もあります。食事のあとはなるべく1時間以上空けておこなってください。

食べものは、小腸で栄養を吸収されたあと、上行結腸（右下）→横行結腸（上部）→下行結腸（左上）→S字結腸（左下）→直腸と移動します。

つまり「の」の字を書く順序は、食べものが消化されるこの順番が理に適っているのです。正面から誰かが自分を見たときに「の」と見えるように書く、ということですね。

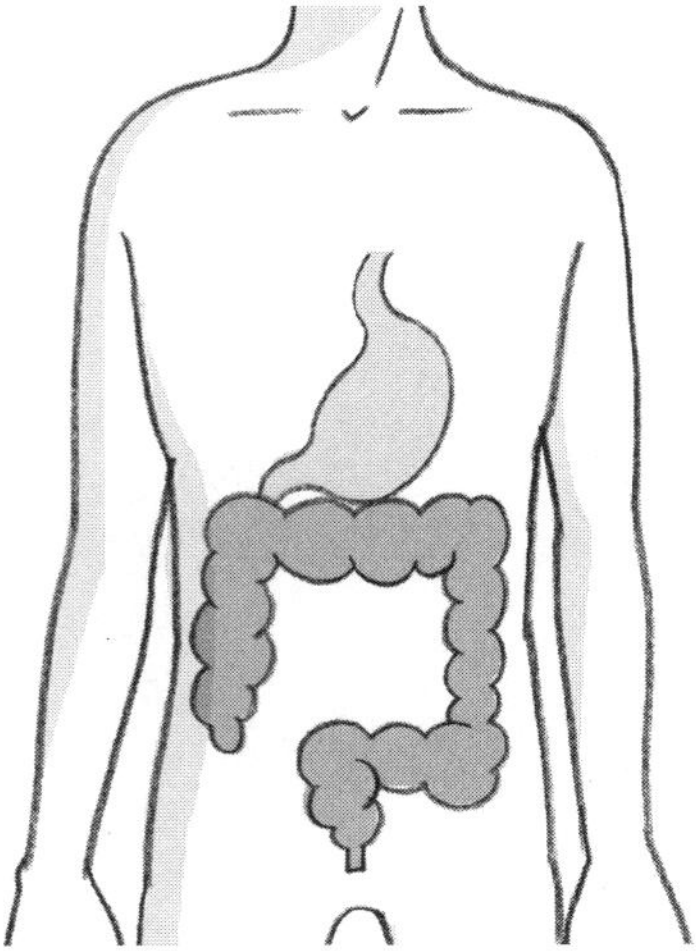

帯津良一の健康法のツボ 8

白隠さんの虚空

丹田呼吸法は丹田をしっかり意識しておこなう腹式呼吸です。丹田とは道教の言葉で丹薬すなわち不老不死の仙薬を栽培する田圃《たんぼ》の意味で、臍《へそ》の少し下方にある空間のことです。

腹部が健康の要であることは、昔から知られていたことだったのです。ところで私たちの体内には電磁場もあれば重力場もありますが、それだけではありません。もっと生命に直結した物理量が分布して、あえて命名すれば〝生命場〟なるものが存在しているはずです。その生命場のエネルギーが生命、生命場の集約されたものが丹田ということになります。

腹式呼吸というのは腹筋群と横隔膜とを十分に動かしておこなう呼吸のことで、吸うときに腹部を膨らませて吐くときに凹ますものを順腹式呼吸といい、反対に吸うときに凹ませて吐くときに膨らませるのを逆腹式呼吸といいます。武術ではこの逆腹式を用いることが多く、慣れるとこちらのほうが名称とは逆に安定感があります。

丹田を意識するには呼吸に合わせて丹田なる球形の空間が伸縮する様をイメージしてもよいし、あるいは丹田なる黄金のボールが呼吸とともに磨かれていき次第に輝きを増していくのをイメージするのもよいでしょう。

ここで気功の原点ともいうべき白隠《はくいん》禅師の「内観の法」を紹介しましょう。逆腹式の丹田呼吸法です。出典は『夜船閑話』。熟読玩味してください。

「この『内観の法』なる『仙人還丹』の秘訣を修めるためには、参禅工夫はひとまず置いて、ぐっすりひと眠りすることだ。そうして仰臥《おうが》して目を瞑《つぶ》り、かといって眠り込まずに、両脚を伸ばして強く踏み揃え、（息を吐きながら）体中の元気を臍輪《さいりん》、気海《きかい》、丹田《たんでん》、腰脚《ようきゃく》、そして足心《そくしん》を充たすように観想してみるがよい。

我がこの気海、丹田、腰脚、足心、総《そう》に是《これ》我が本来の面目。面目何の鼻孔かある。

我がこの気海、丹田、腰脚、足心、総に是我が本分の家郷。家郷《かきょう》何の消息かある。

我がこの気海、丹田、腰脚、足心、総に是我が唯心《ゆいしん》の浄土。浄土何の荘厳《しょうごん》かある。我がこの気海、丹田、腰脚、足心、総に是我が己身《こしん》の弥陀《みだ》。弥陀何の法をか説く。

このように繰り返し繰り返し観想するがよい。この観想の効果が積もれば、一身の元気いつしか腰脚足心に充足して、臍下が瓢箪のように充実してくること、篠打《しのう》ちして柔らかくする前の固く張った蹴鞠《けまり》のごとくである」

因みに臍輪は臍。気海は臍輪一寸の経穴、足心は足底の土踏まずの部位、要するに吐く息とともに全身の元気を臍輪、気海、丹田、腰脚、足心に充たしていき、これこそが私本来の顔である。本当の故里である。わが心の浄土である。そしてわが阿弥陀仏であると強く念ぜよというのです。これぞ調身、調息、調心の見事に集約された気功の原点ではないでしょうか。

さらに白隠禅師は説きます。内観の法によって多少の長生《ちょうせい》を得たとしても、ただ生きているだけならば、愚かにも死骸の番をしている幽鬼のようなものではないか。これでは、古狸が穴の中で眠りこけているようなもので意味はない。

それよりは、四弘誓願《しぐぜいがん》による菩薩心を奮い起こし、菩薩の威儀に学び、仏教の教えを説き、虚空《こくう》に先立って死なず、虚空に遅れて生まれるというほどの、不生不滅であって虚空と同じ歳といった境地、不退堅固の真の仏法の姿をこの身をもって体現しようではないかと。

生きながらにして虚空と一体となれというのです。呼吸法はかほどにスピリチュアルなものなのです。この世にあっていつの日か生と死を統合して虚空と一体となる、これこそ養生の極致ではないでしょうか。

養生とは生命を正しく養うこと。これまでの養生は身体を労り病を未然に防いで天寿を全うするといった守りの養生でしたが、ひるがえってこれからは日々生命のエネルギーを勝ち取っていき、死ぬ日を最高に、その勢いを駆って死後の世界に突入するという攻めの養生です。その攻めの養生の有力な方法論として呼吸法を位置づけています。

これからも呼吸法を良き伴侶として、虚空を目指して歩み続けて行く所存です。

9

吐く息に意識を向けてみる
（と、自律神経のバランスが調う）

主な効果

自律神経のバランスが調う　免疫力が向上する

いつも氣持ちが落ち着いていられる

特に
こんな人へオススメ

- ☑なんとなく氣分が晴れない
- ☑やる氣が出ない／元氣が出ない／取り越し苦労が多い
- ☑ストレスが多い／朝までグッスリ寝たい
- ☑便秘・下痢／高血圧・低血圧／めまい

30代前半の頃、飛行機のなかで突然手足の感覚がなくなり、呼吸をするのもやっとという状態になったことがあります。そのうち、目の前が真っ暗になり、猛烈な吐き気とともに、氣を失いそうになりました。突然の出来事に驚きながらも、「あぁ、なかなかいい人生だったなぁ」などと呑気に構えているうちに、症状はだんだんよくなっていきましたが、けっきょく原因はわからずじまい。現地に着く頃にはすっかり元氣になっていたので、その後はしばらく忘れていたのですが、それから数日後、飛行機のなかでまた同じような症状が現れたのです。その後も、飛行機に乗るたび同じような体験が続いたことから、知り合いのお医者さんに訊いてみたところ「パニック発作」に似た症状であることがわかりました。「パニック発作」は、電車や飛行機など閉鎖的な空間で起こることが多く、突然、動悸や息切れ、吐き気、手足のしびれなどが現れるもので、慢性的にかかるストレスが原因ともいわれています。

当時は年間100回以上飛行機に乗っていましたから、3日に1回は同じような症状がやってくるわけで、さすがにこれはなかなかたいへんでした。

「なんとかこれを克服するいい方法はないものか……」

そんなとき、ふと思いついたのが「腹式呼吸」。前述したラジオ局のアナウンサーが「氣持ちが落ち着いて、からだもラクになる」と言っていたことを思い出したのです。試しに、予兆がきた段階でおこなってみたところ、症状が現れる前にスーッとラクになりました。以来、発作が起きそうになるたび、腹式呼吸を繰り返しているうちに、予兆さえもなくなってきたのです。

腹式呼吸のような深い呼吸には、心身をリラックスさせて、慢性的なストレスを解消させる効果がある、ということを身をもって体験したのでした。

呼吸がこころとからだの状態に大きな影響を与えていることは、近年、末梢血管の血流量を測ることができる機械によって医学的にも証明されています。

ゆったりとした深い呼吸をすることによって、血液が末梢まできちんと流れ、心身がリラックスする、ということが明らかになったのです。

楽ゆる整体トータルリチューニングの永井峻《たかし》院長は著書『1日1分で人生が変わるおなかもみ上げ』（自由国民社）のなかで「呼吸が深い人はストレスに強い」と述べています。ストレスは自律神経と深い関係があり、呼吸によって動く横隔膜もまた自律神経と深く関わっています。**呼吸で動かされる横隔膜の柔らかさが、ストレスに強くなるたいせつな条件**というわけです。

呼吸のたびに動くのは、横隔膜だけではありません。前項「お腹のマッサージ」でも述べたように、お腹全体も呼吸によって動きます。お腹もまた自律神経や免疫力と深く関わっていますから、**深い呼吸は横隔膜とお腹という2つの要所にはたらきかけるとても効率のよい健康法**なのです。

「息」という字は、自らの心と書きます。

こころが穏やかでリラックスしているときの、ゆったりとした深い呼吸は、こころとからだを健康へと導いてくれるのです。

吐く息に意識を向ける呼吸法

「呼吸」は、読んで字のごとく「吐いてから吸う」もの。

赤ちゃんが「オギャーッ」と泣いて（息を吐いて）生まれてくるのも、亡くなるときに「息を引き取る」と言うのも「吐いて始まり、吸って旅立つ」という呼吸の法則そのものです。呼吸法では「吐く息に意識を向ける」ことがたいせつなポイントになります。

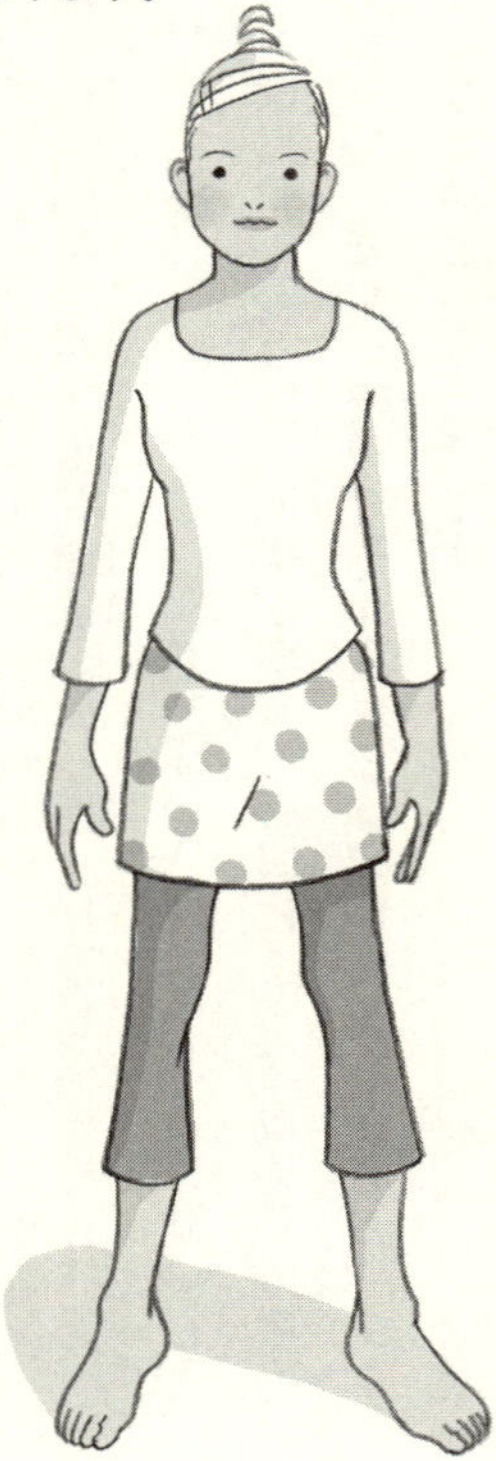

1 まずはリラックス。立っていても、座っていても、寝ていてもかまいません。肩の力を抜いて、楽な姿勢になりましょう。

座っておこなう場合は、仙骨（腰骨）を立てて、両肩が上下しやすい姿勢で。立っておこなう場合は、軽く数回ジャンプすると、ほどよく力みが抜けて自然体になります。

2 呼吸に意識を向けながら、なるべく長く、ゆっくりと息を吐きます。口の形は「あ」でも「う」でも、心地よく感じる形がいいでしょう。

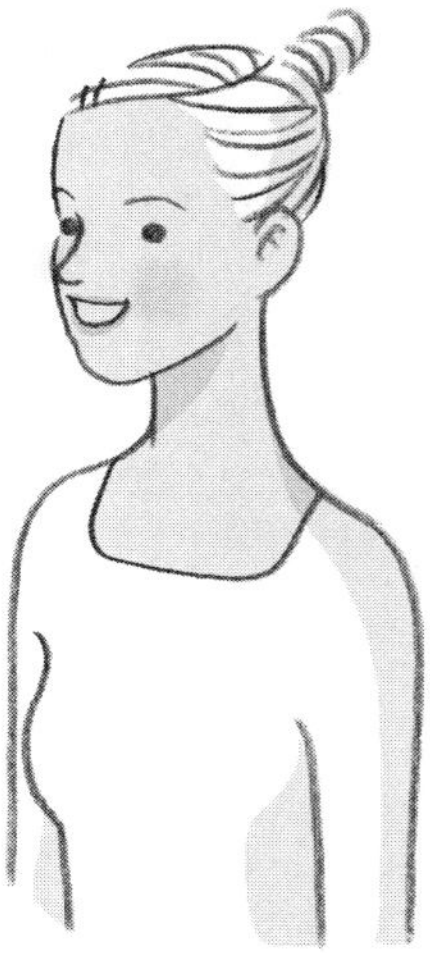

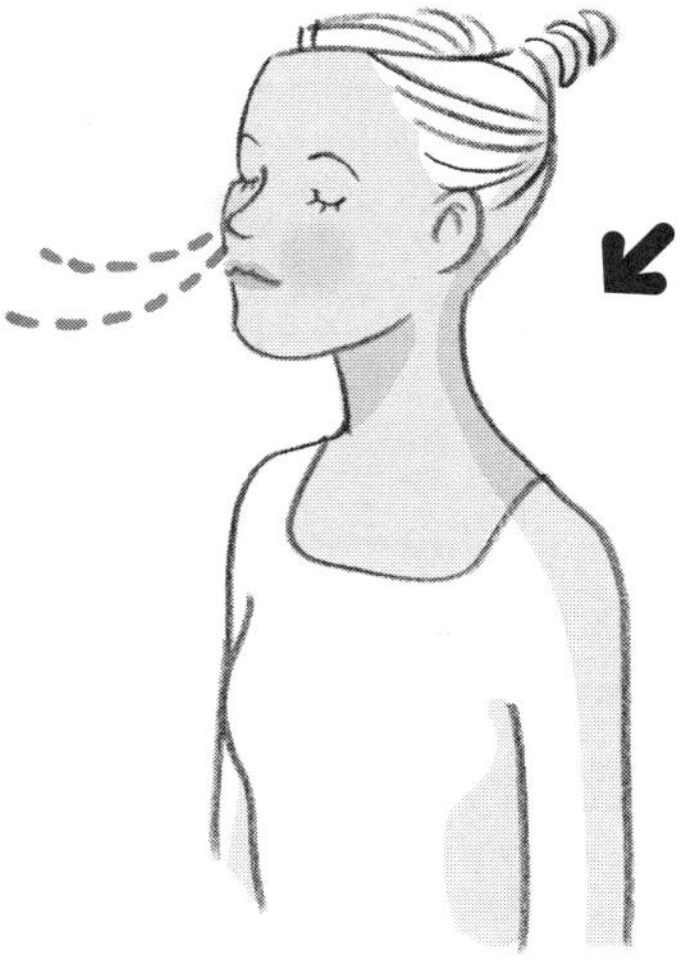

3 吐き出したら、あとは自然に入ってくるままに任せましょう。静かに、ゆったりと、鼻先から花の香りを嗅ぐように吸います。

最初は3、4回の呼吸を1分くらいかけておこなってみましょう。時間があるときは、心地よさを感じるままにおこなってください。

ポイント1

息を吐く時間は、吸うときの2倍くらいの長さを目安に始めてみましょう。ヨガや氣功などの呼吸法に共通する「吐く息に意識を向ける」ことがたいせつです。

ポイント2

息を吐くときにお腹をへこませて、吸うときにふくらませる「腹式呼吸」。息を吐くときにお腹をふくらませて、吸うときにへこませる「逆腹式呼吸」。どちらでも、心地よく感じる方法でおこなってください。

(他に氣持ちのよい呼吸法があったら、そちらでもOKです)

ポイント3

肛門を締めることを意識しながらおこなうと、からだ中の氣が充実してきます。ただし、時と場合によってはリラックスとのバランスがとりにくい場合もありますので「心地よさ」を優先してください。無理におこなう必要はありません。

座禅の呼吸は「あるがごとく、なきがごとく」が、究極とされているそうです。

呼吸を意識しつつも、それがいつの間にか自然と一体になっているような呼吸。

「自分」が「自然界の分身」であることに氣づくこともまた、呼吸法の大きな効用なのかもしれませんね。


「吐く」という字が「口に土」と書くのは「口」に表現される呼吸と「土（地球）」が、大氣を通じてつながっていることを表しているのだと思います。

自分と地球が「呼吸」によってつながっていること、そして、天と地の間で「呼吸」を通して氣の媒介をしていること……。

そう考えると、呼吸によってすべての存在とつながっていることが実感できます。

天は、いちばん身近な「呼吸」が自然の摂理を訓《おし》えてくれるように、からだの仕組みを創ったのかもしれません。

息だけに、なかなか粋《いき》な計らいですね（お後がよろしいようで……）。

もう１分で、さらに効果アップ！

天と地を結ぶ呼吸法

1 足を肩幅くらいに広げて立ち、リラックスして全身から無駄な力を抜きます。軽く数回ジャンプすると、ほどよく力みが抜けて自然体になります。

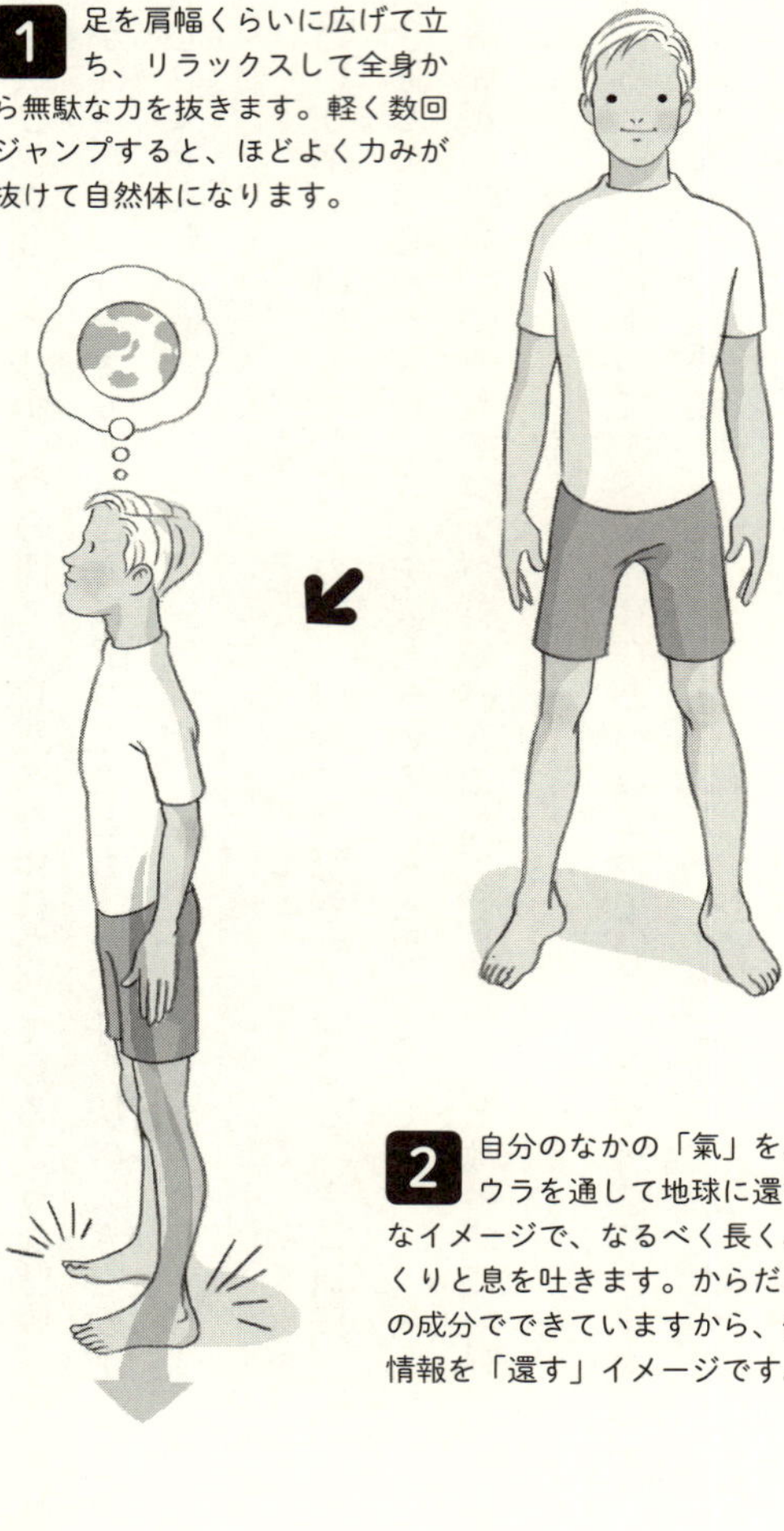

2 自分のなかの「氣」を、足のウラを通して地球に還すようなイメージで、なるべく長く、ゆっくりと息を吐きます。からだは地球の成分でできていますから、体内の情報を「還す」イメージです。

3 自然に入ってくる息は、頭頂から「天の氣」が入り込んでくるイメージで体内へ迎え入れます。「人間」が、天と地の「間」で氣の媒介をしているようなイメージです。

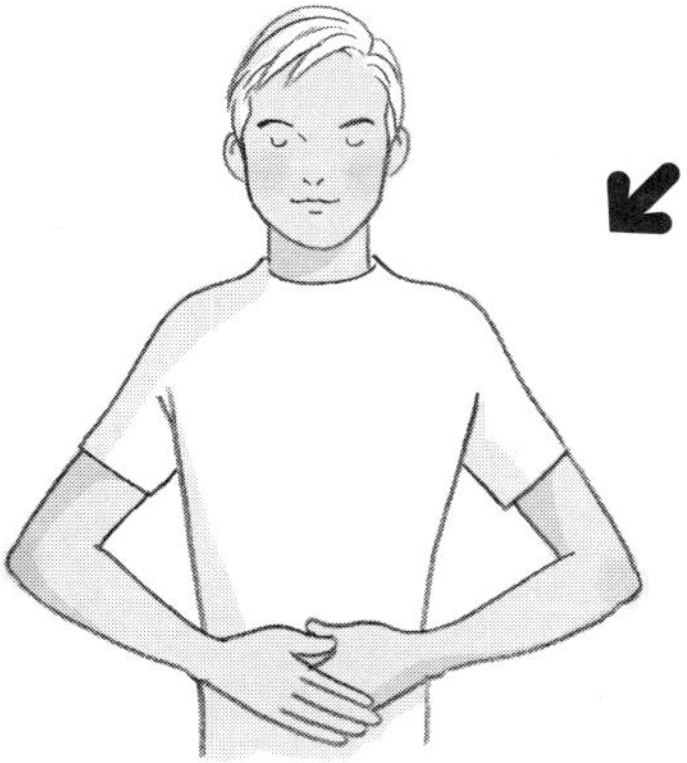

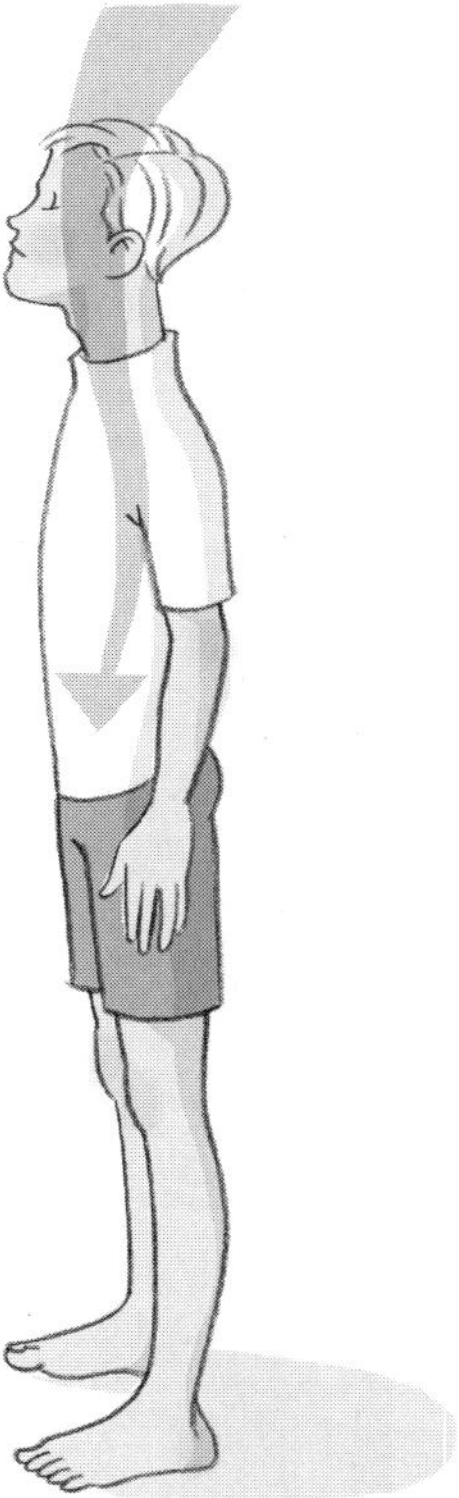

4 ②③を「氣持ちいい」と感じる範囲で数回繰り返します。
終わったら、天と地の氣をいただいたことに感謝しながら、丹田（へその下あたり）に両手を重ねて意識を向け、こころを静めます。

まずは1分間（2～3回）を目安におこなってみましょう。
慣れてきたら、心地よく感じる範囲で繰り返してください。

帯津良一の健康法のツボ 9

呼吸法の現代医学的意義

前項では呼吸法のスピリチュアリティについて触れましたが、ここでは呼吸法の現代医学的意義について触れてみたいと思います。

①三大体腔理論

調和道協会第二代目の会長さんは内科医にして歯科医の村木弘昌氏。寝ても覚めても呼吸法という方でしたが、先見の明ということにかけても人後に落ちない方でした。『万病を癒す丹田呼吸法』（春秋社）を上梓したのが1984年。このときすでに〝治す〟と〝癒す〟をはっきりと、しかも正確に区別していたのですから頭が下がります。身体の一部に生じた故障をあたかも機械を修理するかのようにして直すのが〝治す〟。終始一貫、西洋医学がこれを担ってきました。一方、内なる生命場のエネルギーすなわち生命を回復または上昇させるのが〝癒し〟。

治しの効果は治った、治らないの二極化ですが、生命場のエネルギーはある範囲内にしても無数の値を摂り得るわけで、たとえわずかながらも上昇すれば効果あり。いわば一歩前進の方法です。その上で呼吸法を癒しの方法として位置付けていたのですから、まさに先見の明です。

さらに、がんは身体だけの病ではなく、心にも生命にも深くかかわりのある病とした上で、だからこそ西洋医学すなわち治しの方法だけでは手を焼くのは当然で、ここはどうも呼吸法を含めた癒しの方法と治しの方法を統合して当たらなければならないとしていたのですから、これもまぎれもなく先見の明です。

その村木先生が唱えたのが「三大体腔理論」。腹式呼吸による腹部内圧のリズミカルな変動はある種のマッサージ効果を生み腹腔内臓器の血流を改善することによって臓器の健康に寄与するというのです。さらに横隔膜を介して胸腔内圧のリズミカルな変動をもたらし脊髄腔を介して頭蓋腔内圧の変動ももたらして、結局、腹式呼吸によって全身の臓器のマッサージ効果が生まれるというのが三大体腔理論です。

②自律神経のバランスを回復する

吐く息によって自律神経のうちの副交感神経が優位にはたらき、吸う息によって交感神経が優位にはたらくことはいまや定説になっています。昨今の情報社会、ストレス社会にあってはどうしても交感神経の出番が多く、その分副交感神経が置いてけぼりをくって、自律神経のアンバランスが生じやすい。

そこで呼吸に意識を込めることによって、自律神経のアンバランスを是正することが必要になってくるわけです。

③有田秀穂氏のセロトニン理論

大脳皮質の前頭葉、とくに前頭前野はすべての大脳皮質、大脳基底核、視床下部、小脳、脳幹との間に広範な線維連絡を持ち、意志、思考、創造など高次精神機能と関係し、個性の座と見なされています。

その前頭前野から、ドーパミン、ノルアドレナリン、セロトニンの3種の脳内物質が分泌され、ドーパミンは人の意欲を掻き立て、ノルアドレナリンはストレスに向かうなにくそ！という集中力を高め、セロトニンは人に対する思い遣り、すなわち共感力を高めます。

この意欲、集中力、共感力はいずれ劣らぬ高次精神機能ですが、なかでもリーダー格がセロトニンで、この分泌を高める方法の筆頭が呼吸法だというのが有田氏の持論です。

④エントロピーを排出する

私たちの体内では生命を維持するために、日々さまざまな反応がおこなわれていて、このためのエネルギーは太陽に発して植物の光合成を経てもたらされます。

そして、体内でそれぞれの反応に即したエネルギーに変換されて用いられるわけですが、エネルギーが変換されるたびに、エントロピーが発生します。エントロピーは熱力学上の概念で、無秩序性の指標とされています。

体内のエントロピーが増大すると秩序が乱れて健康が害されるはずなのに、私たちが日々溌剌として健康を維持しているのはなぜなのか。エントロピーを熱や物にくっつけて廃熱、廃物の形で体外に捨てているというのがオーストリアのノーベル賞物理学者エンビン・シュレーディンガーの提唱するところで、いまは定説になっています、その有力な手段が呼吸法というわけです。呼吸法と健康の関係は、さまざまな角度から現代医学でも明らかになっているのです。

10

ワカメのようにゆらゆら動く
（と、全身のバランスが調う）

主な効果

からだの歪みが改善する　自律神経のバランスが調う
骨粗しょう症の予防・改善

特にこんな人へオススメ

- ☑ ストレスを感じやすい
- ☑ なんとなく元氣が出ない・やる氣が出ない
- ☑ 朝までグッスリ眠りたい
- ☑ 低血圧・高血圧／便秘・下痢
- ☑ 首や肩がこっている

からだのどこかに不調を感じているとき、その箇所はたいてい硬くなっています。不調な箇所＝硬い。

だったら、やわらかくしたらいいんじゃない？　というのが、この健康法です。

じっさい、体調がよいときのからだは、どこにも偏った力が入っておらず、リラックスした自然体。こうした状態を意識的につくることで、不調な箇所を改善してしまおう、というわけです。

「ゆらゆらワカメ体操」は、新体道創始者の青木宏之さんが考案した「動く瞑想法」。

体力づくりのため、大学に入ってから始めた空手で、短期間のうちに流派最高段位へと推挙されるまでになった飛躍的な伸びの理由は「からだからムダな力を抜くこと」「瞑想によって無の状態になること」という、師匠から授かった２つの教えだったそうです。

「力みのない、無に近い状態」が、もっともからだの能力を発揮できる。

自然の摂理に適ったこの状態は、そのまま健康の秘訣でもあります。

ゆらゆらワカメ体操

もともとは武道の激しい稽古の末に生まれた産物のため、本来なら２人１組になっておこなうのが理想ですが、１人でおこなっても十分な効果が実感できます。

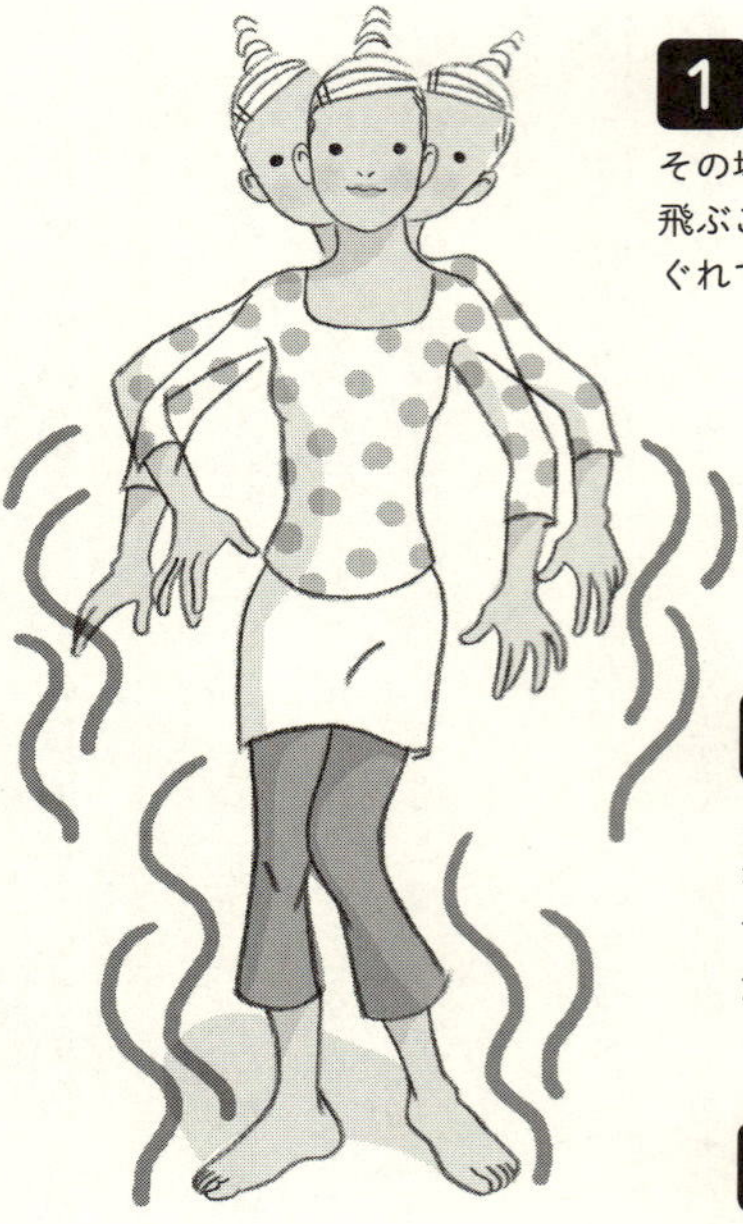

1 足を肩幅くらいに広げて立ち、肩の力を抜いて、その場で数回ジャンプします。飛ぶごとに、からだの力みがほぐれていくようなイメージです。

2 からだの力みがほぐれたら、そのままさらにリラックス。膝を自然な状態に軽く曲げ、海の中で揺れているワカメになった氣持ちで、ゆっくり、ゆらゆら動きます。

3 コツは、あまり考えず適当にやること。

いちばんリラックスできる、氣持ちのよい揺れ方でおこなってください。

2人1組の場合は、1人が海の中のワカメ、もう1人がゆらゆらとゆらめく海の水、というイメージで、海の水になった人が、ワカメの人の肩や胸部、腹部、腰など、からだの一部をスーッと通り抜けるように、ゆるやかに押します。ワカメの人は、海の水にゆられるように、全身の力を抜いてからだを任せます。

からだの歪みが調って氣の流れがスムーズになるので、風邪の引き始めにも有効です。

風邪は、からだの歪みを調えようとする自然治癒現象の一つ。

からだがゆるんでいれば歪みの是正もスムーズにおこなわれるので、風邪もスムーズに経過していきます。

こちらもオススメ！

両手振り運動

スワイショウとも呼ばれる氣功法の一種です。手を前後に振ったり、左右にひねったりすることで、からだ全体をゆるめます。

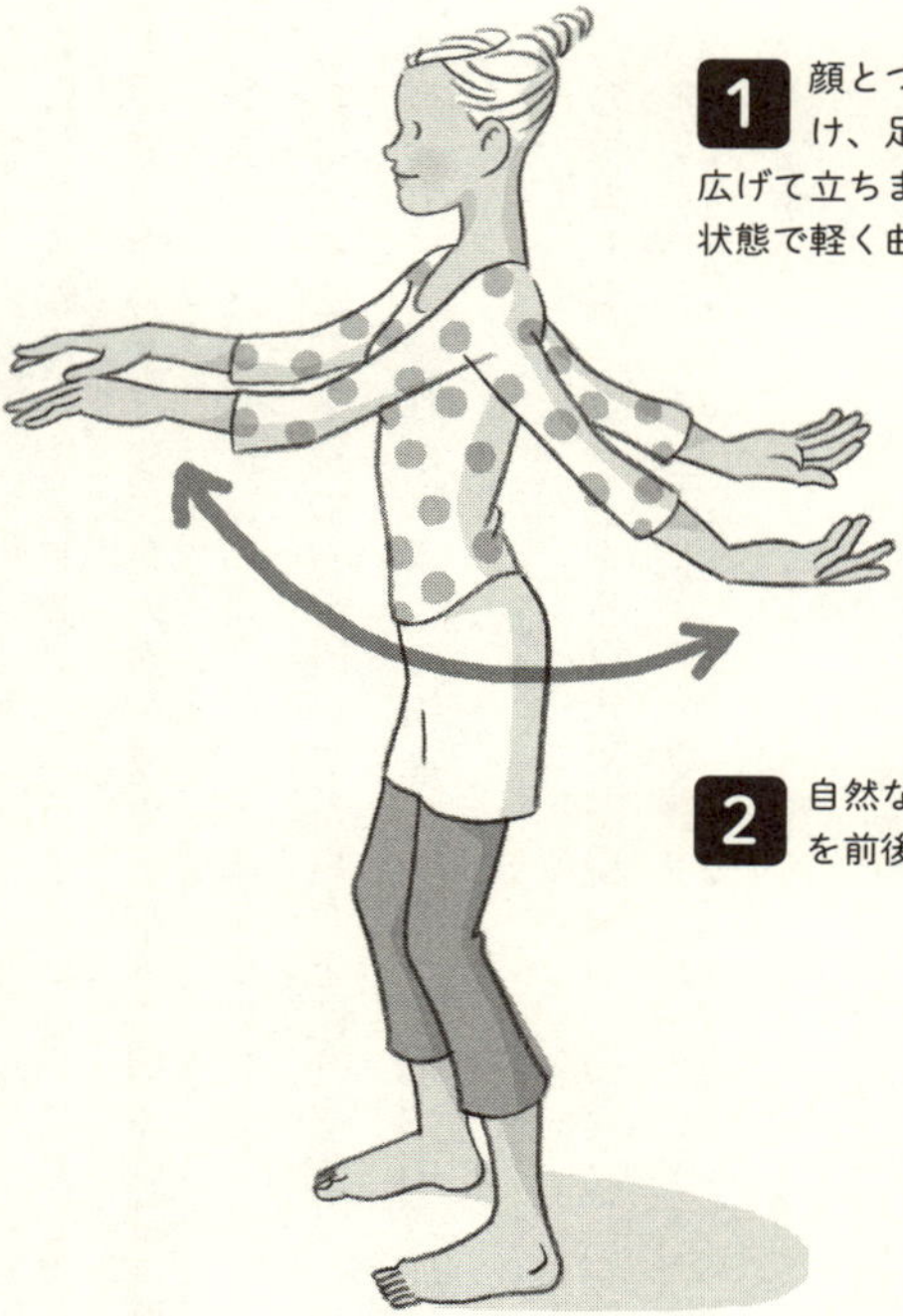

1 顔とつま先を正面に向け、足は肩幅くらいに広げて立ちます。膝は自然な状態で軽く曲げます。

2 自然な呼吸のまま、手を前後に振ります。

3 出来ればもう1分、からだの中心線を軸にして、両腕を左右に巻き付けるようにひねりながら振ります。でんでん太鼓のようなイメージですね。

〈手の振り方と手のひらの向き〉

「後ろに振るときは重力にひっぱられる感じ、前に振るときは手を放り出す感じ」あるいは「後ろに強めに振って、その反動で自然に前へ振る」が、よくいわれる手の振り方です。

手のひらの向きも「後ろに向けるやり方」や「内側に向けるやり方」があります。どちらもあまりこだわらず、そのとき「氣持ちいい」と感じる方法でおこなってください。「なんとなくしっくりくる」と感じるほうが、いまのあなたに合っているやり方です。

もう1分で、さらに効果アップ！

ゆらゆら金魚運動

あおむけに寝て金魚のようにゆらゆら動くことで、背骨の歪みを調整します。腰痛の改善や快便には、とくに顕著な効果が期待できます。骨粗しょう症の予防にもオススメです。

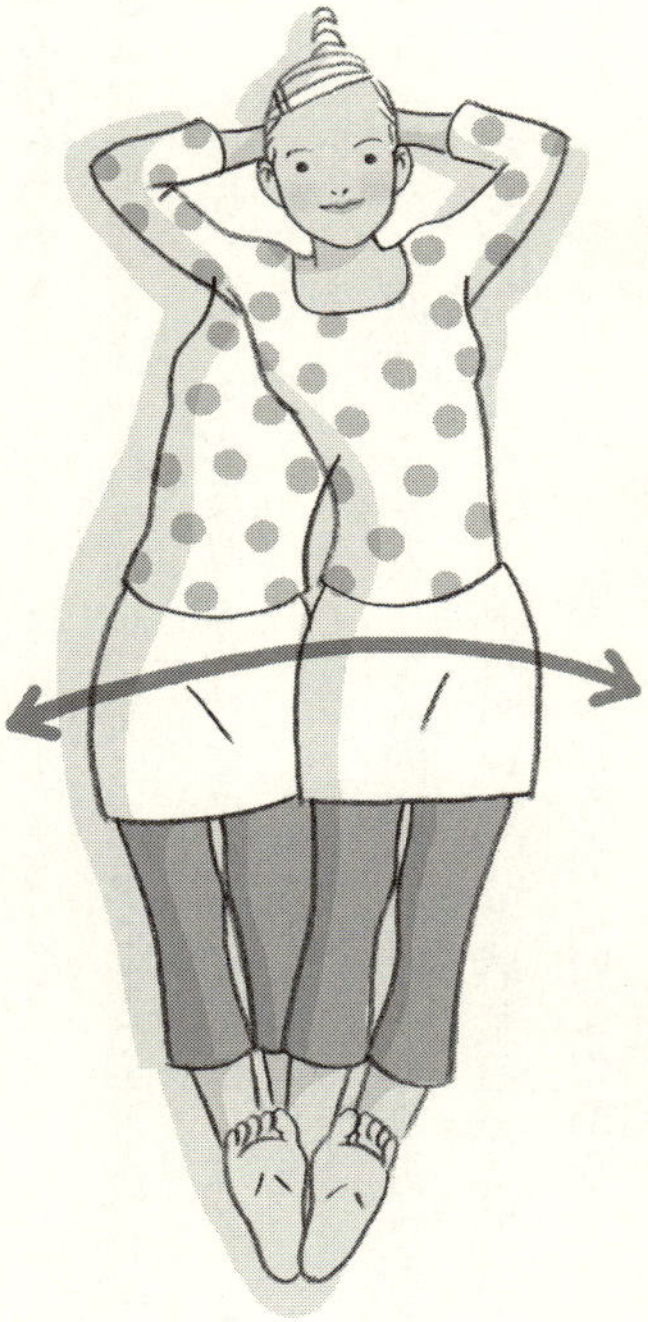

1 あおむけの姿勢で、両手を首の後ろで組みます。足先はできるだけ揃えましょう。

2 腰を中心に、左右へ水平にゆらゆら動かします。金魚が泳いでいるイメージです。

3 からだがゆるんで、首から腰までまっすぐに調っていくイメージでおこないます。

はじめは1分くらいを目安に、慣れてきたら氣持ちいいと感じるままに続けてください。

こころがゆるむと、からだもゆるむ

「許す、と緩（弛）ますは、同じ語源。だから、許すとゆるむんです」

宇宙の法則などについてたくさんの著書を持つ小林正観《せいかん》さんの言葉です。

こころとからだはつながっていますから、なにかを許すことでこころがゆるむと、からだも一緒にゆるみます。からだがゆるむと、血流がよくなって自律神経のバランスが調います。その結果、体調がとってもよくなる。

体調がよい状態だとこころも寛大になっているので「ゆるせる」範囲も広がるという、よい循環ができあがっていきます。

「過去と他人」を変えるのはなかなか難しいことですが、「未来と自分」は、こころのおきどころ一つで、いますぐにでも変えることができます。

ゆるす＝ゆるむ＝健康。ゆるすことは、健康の極意でもあったんですね。

帯津良一の健康法のツボ 10

甩手と阿頼耶識

ワカメ運動を効果的におこなうためには気功の調身の基本である上虚《じょうきょ》下実《かじつ》が要求されます。上半身の力が抜けて下半身つまり気海丹田、腰脚足心に気が漲った状態です。

さらにワカメ運動から上虚下実とくると、つぎに思い浮かんでくるのは「甩手（スワイショウ）」です。これを私が親しんでいる「楊名時太極房」では準備運動として、また整理運動としておこないます。

『ドクター帯津良一がすすめる50歳からの楊名時健康太極拳』（海竜社・２００４年）から甩手についての楊名時先生の解説文を紹介しましょう。

甩手は、ポイと投げるという意味です。力を抜いて悩みや気になることを投げ捨てる気持ちで、両手を大きく振ります。八段錦・太極拳を始める前の準備運動として、また、終わった後の、整理運動としておこないます。

全身に気血をめぐらし、体全体をリラックスさせるために、便秘、肩こり、腰痛の予防治療にもなります。

準備運動、整理運動の甩手ですと、たかだか20回か30回ですから、とてもそこまではいきませんが、少し時間をかけておこなっていると、いつしか五感の働きがうすれ、非自己の部分が切り離されることによって純粋な形となった自己が虚空の大いなる場の中に解放されていくという感覚が生まれて来ます。

春秋時代の末期の魯《ろ》の国の賢人で孔門十哲《こうもんじってつ》の首位である顔回の「坐忘」が『荘子』のなかに出てきます。馬済人《ばさいじん》さんの言葉を借りれば、次のようになります。

顔回曰く、「私は坐忘ができるようになりました」

孔子は身を正して曰う。「坐忘とは何か」。顔回が曰う。

「肉体の存在を忘れ、耳目の働きを捨て、肉体と知を離れ、自然と一体化すること、これを坐忘といいます」

甩手と坐忘、なにか一脈相通じるところがありませんか。

まずは五感のはたらきを捨て、次いで心を、非自己を解き放った上で、虚空の大いなるいのちと一体となる、これはまぎれもなく〝唯識《ゆいしき》〟ではありませんか。

大乗仏教の一つ、唯識仏教（法相宗）では、私たちには表層の心と深層の心があり、表層の心は従来の六識すなわち、眼識、耳識、鼻識、舌識、身識、意識。深層の心は末那識《まなしき》と阿頼耶識《あらやしき》、合わせて八識から成ると考えました。そして一切の存在は識（心）のつくり出した仮の存在で、阿頼耶識以外に何物も実在しないと説いています。眼識、耳識、鼻識、舌識、身識は眼（視覚）、耳（聴覚）、鼻（嗅覚）、舌（味覚）、皮膚（触覚）の5つの感覚器官（五官）で生ずる五感のことです。そして6番目の意識とは、知覚・感情・思考・意志などの心のはたらきで、常識的にいうところの心と考えてまちがいありません。

こうして五感によって得られた情報をどう処理するのかということは、意識のはたらきの問題であるといえます（『唯識十章』多川俊映・春秋社・1989年）。そして、五識は単純な認識作用ですから、「第六識」の前にあるということで「前五識」と呼ばれることもあります。

唯識仏教は、六識だけで好しとせず、六識に絶えず影響を及ぼし、これを根底からささえている潜在的な心というものを想定しました。これが末那識と阿頼耶識です。そして以上を表にまとめたのが左図です（前出同書より）。

大事なのは末那識と阿頼耶識です。独断専行の謗《そしり》を恐れずにいえば、末那識とは自己に執着しながらも非自己を排して自己のアイデンティティを確立する心であり、阿頼耶識とは虚空の大いなるいのちの場と一体となる心です。前者が免疫力、後者が自然治癒力と考えることができます。

甩手を八段錦と太極拳の前に置いたことは、総体として虚空と一体となることを目指した楊名時先生の功績と評価するものです。

- 心
  - 表層の心
    - 眼識（視覚）
    - 耳識（聴覚）
    - 鼻識（嗅覚）
    - 舌識（味覚）
    - 身識（触覚）
      - （眼識〜身識）―前五識（感　覚）
    - 意識―第六識（知覚・感情　思考・意志）
  - 深層の心
    - 末那識―第七識（自己執着心）
    - 阿頼耶識―第八識（根　本　心）

11

首を温めてやわらかくする
（と、免疫力がアップする）

主な効果

自律神経のバランスが調う　免疫力が向上する

更年期症状の改善

**特に
こんな人へオススメ**

- ☑ なんとなく氣分が晴れない／やる氣が出ない／元氣が出ない
- ☑ 手足が冷える、冷え症
- ☑ 朝までグッスリ眠りたい
- ☑ 首や肩がこっている
- ☑ なんとなく体調がよくない

近年の日本人の平均体温は36・2℃。1950年代は36・89℃でしたから、この50年間で0・7度も下がっていることになります。

体温が1度下がると免疫力は約30％低下する、ともいわれるように、近年になって高血圧や糖尿病などの生活習慣病、アトピー性皮膚炎や花粉症などのアレルギー性疾患が増えたことにも、低体温は大きく関係していると思われます。

ではなぜ、**体温が高いと免疫力が高まるのか**。

それは「血流がよくなる」ことと「酵素が活性化する」からです。

血液の流れがよいということは、免疫の要である白血球がいち早く体内の異状に対処できるということ。また、血液が運んでいる酸素や栄養素が、体内の隅々にまで行き渡ることで、細胞の修復も素早くスムーズにおこなわれます。

酵素は、体内で栄養が分解・吸収・排泄されるときなどに必要な「触媒」で、エネルギーをつくりだしたり、細胞を修復したり、新陳代謝にも必要不可欠な存在。

体温が高いと、この2つがうまくはたらく、というわけです。

昔から「全身を温めるには、首と名のつく箇所を温めるといい」といわれます。

じっさいに、手首や足首、そして、首そのものを温めると、からだ全体がポカポカしてきた、という経験をお持ちの方も多いのではないでしょうか。

とくに**首を温めることは、頭とからだをつないでいる神経や血管の要所を温めることでもあるので、免疫力や自律神経のバランス調整機能がグンとアップします。**

東京脳神経センター理事長の松井孝嘉医学博士は著書『1日5分 副交感神経アップで健康になれる！』（朝日新聞出版）で次のように述べています。

「私は首に『副交感神経センター』という重要なポイントがあることを発見しました。人間の副交感神経の働きをつかさどる、たいせつな場所が、脳にきわめて近い首の上の部分にあったのです。首こりによって副交感神経の働きが阻害されるというのは、実は首の上部にある副交感神経センターの働きが、首の筋肉の異常、すなわち首のこりによって、その働きを阻害されることだったのです」

不定愁訴と呼ばれる原因がはっきりしない心身の不調は、副交感神経のはたらきが低下していることが大きな原因といわれます。

副交感神経は、心身をリラックスさせる自律神経。職場での人間関係や、人工的なものに囲まれた、自然から遠い生活環境。街中にあふれる電磁波などから慢性的なストレスにさらされている現代人にとって、副交感神経がしっかりはたらいていることは、健康を保つためにとてもたいせつなことなのです。

じっさい、**首を温めて、こりがほぐれてくると、それまで感じていた心身の不調がいつの間にか和らいでいる**ことに、多くの人が氣づきます。

首が温まると、からだ全体が温まって、体温が上がります。

首がやわらかくなると、副交感神経のはたらきがよくなります。

つまり、首を温めてやわらかくすることは、免疫力を高め、自律神経のバランスを調えるために、とても効果的な健康法なのです。

首を温めてやわらかくする体操

効果を高めるコツは、一つ一つの動作をゆっくりていねいにおこなうこと。そして、あまり力を入れないことです。１日に数回、首の筋肉がやわらかくなるイメージでおこないましょう。

1 両手を10秒ほどすり合わせます。

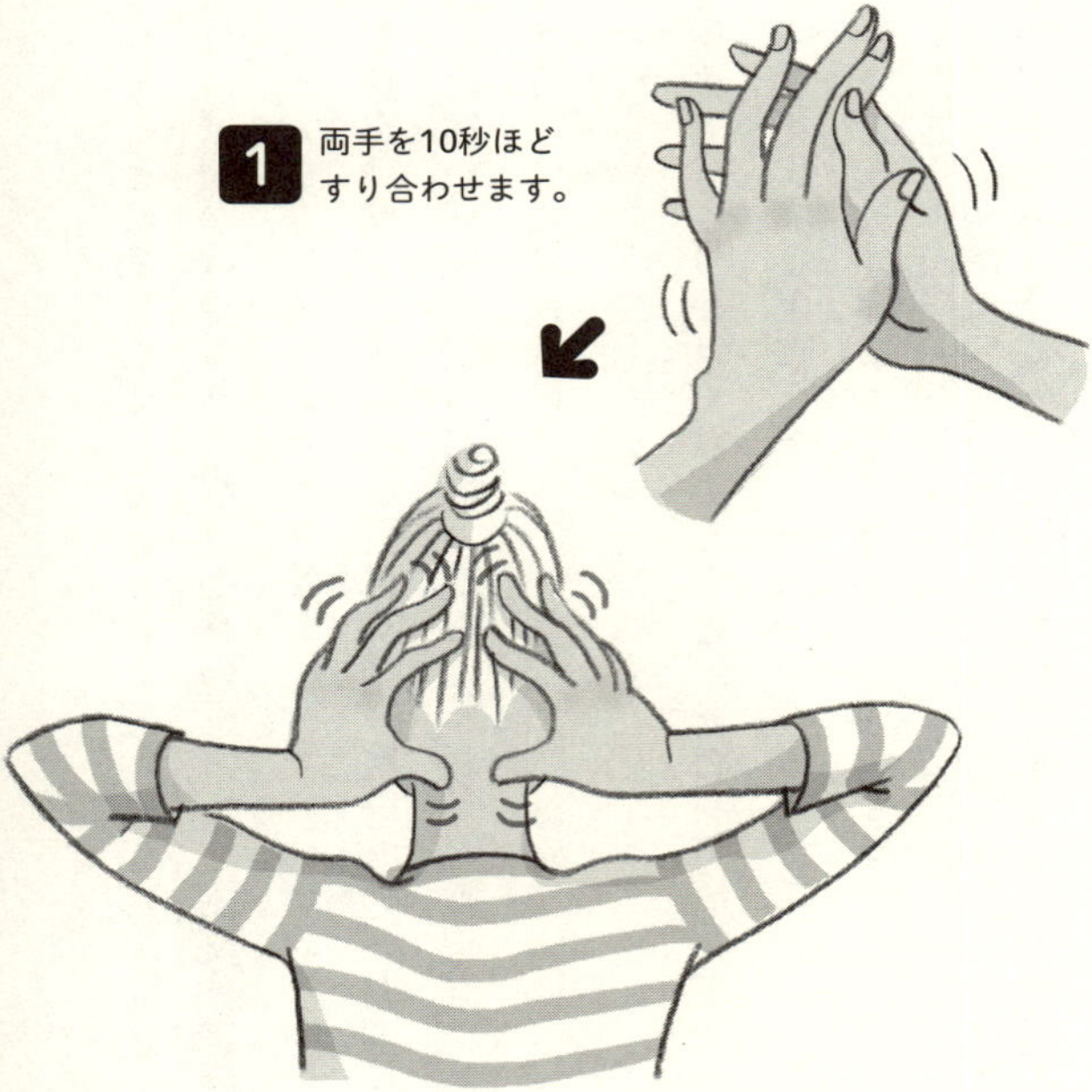

2 そのまま両手で、首のうしろ全体（頸椎を中心に、耳のうしろから肩甲骨の上部あたりまで）を10秒ほどこすります。

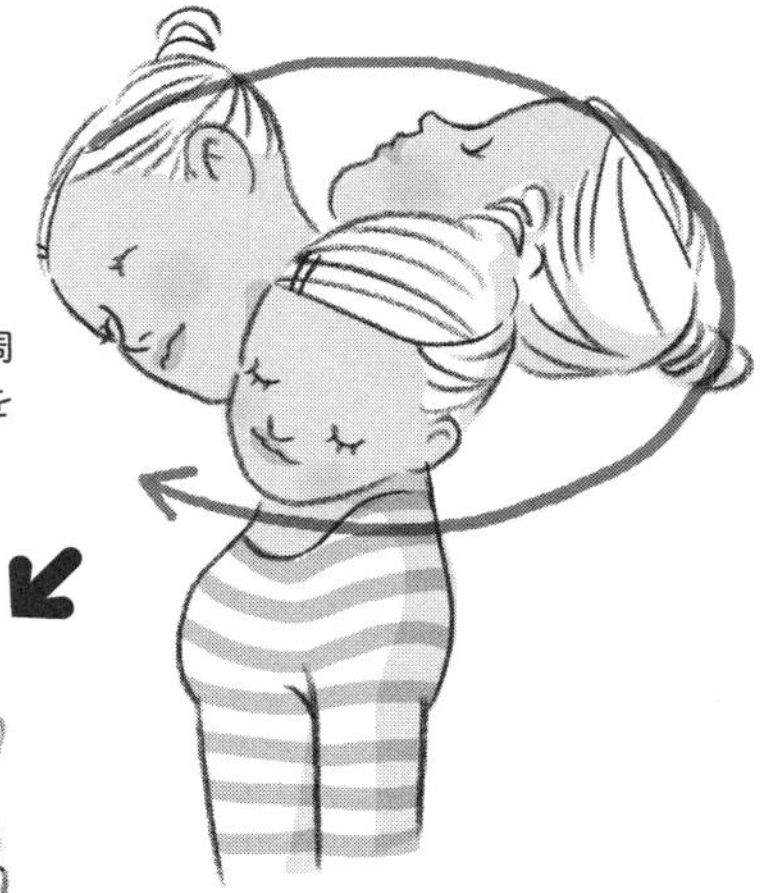

3 ゆっくりと左右に各2周首をまわします。これを2回繰り返します。

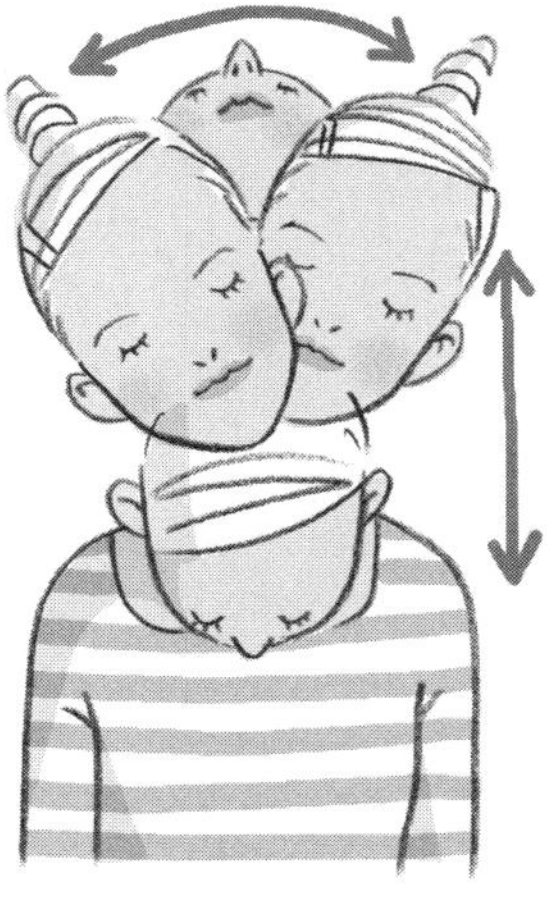

4 ゆっくりと前後や左右に首を傾けます。回数はそれぞれ2回ほどでいいでしょう。

5 ①と②をもう1度繰り返します。

※①のまえと⑤のあとで、蒸しタオルやカイロなどを首にあてて温めるといっそう効果的です。ヤケドをしないように、温度には十分氣をつけておこなってください。

寝る前にもう1分

就寝時におこなう首のマッサージ

寝る前に首を温めてやわらかくすると、睡眠の質が高まります。

1日中、たいせつな頭を支えてくれた首のはたらきをねぎらうように、感謝の氣持ちを込めておこないましょう。

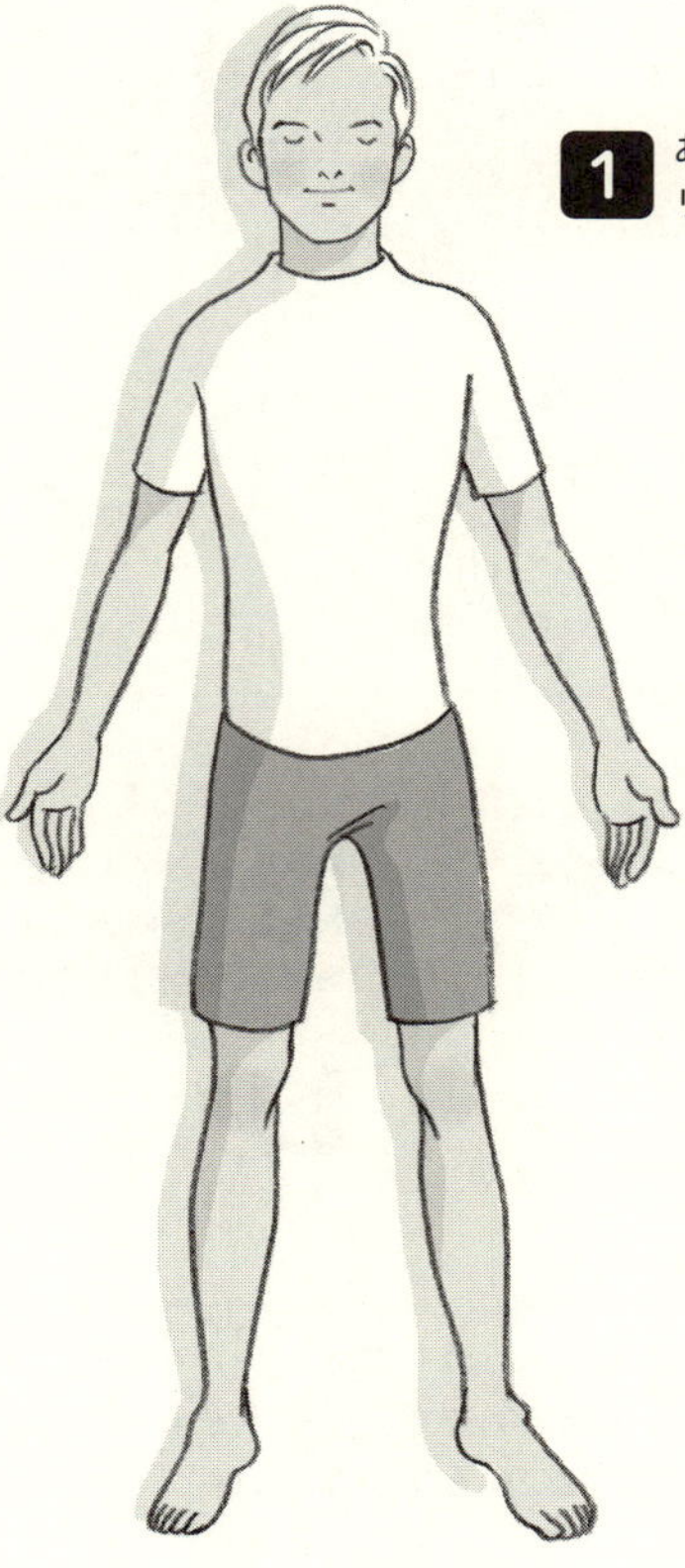

1 あおむけの状態で、リラックスします。

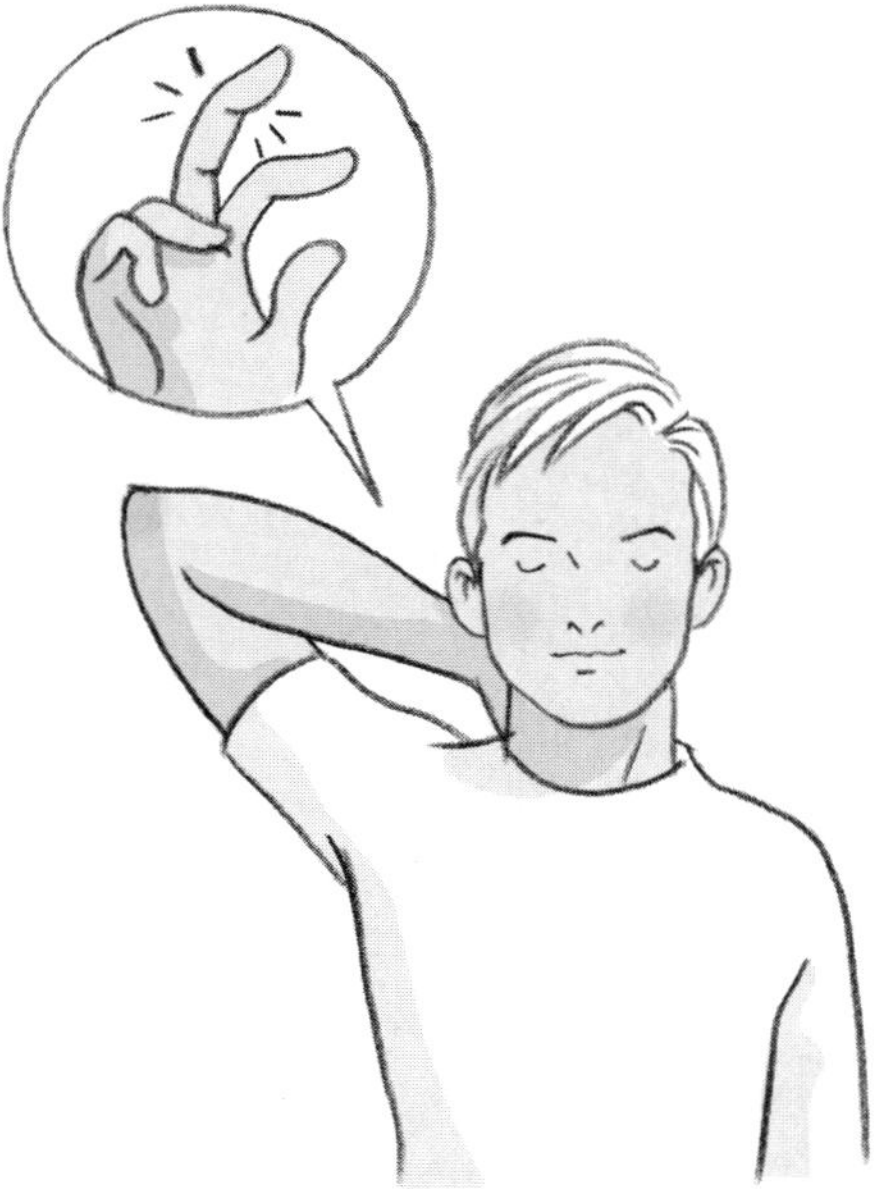

2 首のうしろに左右どちらかの手のひらを当て、親指以外の4本の指で反対側の首（髪の生え際から首全体）をゆっくりもみほぐします。中指の第1関節をこっている箇所に当てるようにすると、より効果的です。反対側の手のひらでも同様におこないます（両方合わせて1分間ほどが目安です）。

後頭部から首にかけては「天柱《てんちゅう》」や「風池《ふうち》」など、コリやストレスの解消に効くツボもあります。力を入れずに「氣持ちいい」と感じる程度で、やさしくおこなってください。

帯津良一の健康法のツボ 11

はるかなるスリーネック

人体の中で〝首〟という文字がつけられているのは、首と手首と足首の3箇所です。これをわたしたちは〝スリーネック〟と呼んでいます。殊更《ことさら》そう呼ぶのはいずれの首も私たちの生命を維持するためにきわめて重要な役割を果たしているからなのです。

第6項につづいて、こちらも拙著『帯津式「首ツボ」だけで病気は防げる』（主婦と生活社・2011年）からの引用です。

首は脳という体の元締めを支えている重要な器官です。言うまでもなく脳は体全体にあらゆる指令をおくる「指令塔」です。その脳の機能を十分に発揮させていくには、栄養を絶えず脳に送って、健康な状態にしておかなくてはなりません。また、脳が出す指令は、体の各部に的確に伝わらなくてはなりません。これらの役割を担っているのが、ほかでもない首なのです。

それほど重要な首なのに、その出立《いでた》ちは随分と花車《きゃしゃ》だと思いませんか。いささか不安ですよね。でも細い首にはちゃんと意味があるのです。私たちは〝場〟の中の存在です。視覚、聴覚、嗅覚、味覚、触覚のいわゆる五官を駆使して場の情報を得ることによって私たちは豊かな生活を手にしているのです。

場の情報をすす早く的確にキャッチするためには五官の坐である頭部は俊敏な動きを要求されます。そのために首はあのように花車にできているのです。蛇足ながら申し上げれば、女性の花車な項（うなじ）に色気を感じますよね。だからどうしても花車なのです。

また、首は7箇の頸椎からなっていますが、上部の2つの頸椎は非常に特徴的な形をしています。上から1番目は輪の形をしていて、2番目はそこにおさまる軸のような形をしています。この構造のおかげで私たちは頭を自在に動かすことができるわけです。

さらに頸椎を横から見ると、全体が少し前に傾いています。これは、斜めにすることで首にかかる負荷が（垂直になるよりも）抑えられるからです。しかしこれでもまだおもたい頭を支えるには、とてもおぼつきません。ここで首の筋肉の登場です。

首の筋肉で特に重要なのが、胸鎖乳突筋《きょうさにゅうとっきん》と僧帽筋《そうぼうきん》です。胸鎖乳突筋は顔や頭のリンパの流れに沿って起立している筋肉であり、側頭部の筋肉とも密接につながっています。

僧帽筋は肩の筋肉と連動して首を支えるほか、前頭部や後頭部の筋肉とも深い関係があります。このようにして、首の筋肉は、頭や肩の筋肉とつながるようにして、花車な頸椎を補っているのです。それにしても首の筋肉って大変だと思いませんか。そのとおり。大変なのです。だから頭痛や首や肩のこり、顔のむくみ、耳鳴りといった頭部に起こるさまざまな症状は、この頭を支える筋肉たちが疲れてしまい、こわばってしまうことが大きな原因なのです。

そこで首をやさしく温めることが治しと癒しの両方の効果を生むのです。さらには、安らぎのホルモンであるオキシトシン（第13項参照）も一役も二役も買っているのではないでしょうか。

骨、筋肉のあとは血管です。首を通る頸動脈と頸静脈は人の血管の中でもっとも重要な血管といえるでしょう。

頸動脈とは脳に酸素と栄養を送る血管です。頸静脈は脳が分泌するホルモンや代謝物を各臓器へ送り出す起点となります。首を絞めると脳への血流が遮断されます。脳は10分以上血流が途絶えると脳死状態になり、それ以上になると全身に支障が生じて、やがて死に至るのです。思い出しました。はるか昔の学生時代、授業で首はLocus minoris resistentiae（抵抗減弱部）であると教えられたことを。

次に神経です。首を通る脊髄神経のすぐ上に延髄がありますが、ここは血液循環や呼吸、発汗、排泄など、生命活動に不可欠な機能をコントロールしています。身体のライフラインの多くは延髄が担っているのです。その意味で、延髄を万全に機能させるためには首の状態が大きなカギとなるのです。

最後に東洋医学的に見るとどうでしょう。「正経十二経」と呼ばれる12本の経絡は体のあらゆるところで交差し合い、互いにつながり合いながら全身の気を循環させて生命活動を維持しています。その3大交差点が頭頂部の「百会《ひゃくえ》」、足首の「三陰交《さんいんこう》」、そして首の「大椎《だいつい》」です。ことほどさように首は大事なのです。

12

寝る前に日記をつける（と、自律神経のバランスが調い、認知症も予防できる）

主な効果

自律神経のバランスが調う　認知症の予防・改善

生活習慣病の予防・改善

特に
こんな人へオススメ

- ☑ 朝までグッスリ眠りたい
- ☑ 健康的にダイエットしたい
- ☑ なんとなく体調がすぐれない
- ☑ 血糖値が高い
- ☑ なんとなく氣分が晴れない／やる氣が出ない／物忘れが氣になる

もう20年以上、寝る前に「日記」を書いています。

書き始めたのは、少々ハードな業務の会社に勤めていた頃。すでに呼吸法やウォーキングなど、いろいろな健康法を試してはいましたが、日記は健康とまったく関係ないものと思っていました。「毎日の出来事を書いておくと、そのうちなにか役に立つことがあるかもしれないな」という軽い氣持ちで始めたのです。

ところが、日記をつけ始めてひと月ほど経った頃「からだが軽い！」と感じる日がしばらく続いていることに氣づきました。

当時勤めていた会社は、早朝出勤の深夜帰宅という日が多く、休みの日を除いて「からだが軽い」と感じることはほぼ皆無……。慢性的なからだのダルさ、重さは当たりまえのことでしたから、こうした体調の変化にはけっこう敏感だったんですね。

とはいえ、急にからだが軽くなった理由として、なにか思い当たることといえば「日記」をつけ始めたことくらい。

当時おこなっていた健康法も多々ありましたが、どれもしばらく続けているものばかりでしたから、けっきょく「日記を書くと、こころが整理されてストレスが解消されるのかな」という結論に、なんとなく落ち着いていたのでした。

それから20数年、ほぼ毎日、日記を書き続けてきたわけですが、先日とうとう「日記が健康によい」という根拠が示されている本を発見しました。

それは、順天堂大学医学部の小林弘幸教授の『「3行日記」を書くと、なぜ健康になれるのか?』(アスコム)。小林先生は同著のなかで次のように述べています。

「病気になる、体調が崩れる、夜眠れなくなる、無性にイライラするなど、すべての不調は自律神経のバランスの乱れから来ています。心身の健康はもちろん、人間活動の好不調はみんなこのバランスによって左右されていると言ってもいいでしょう。(中略)

私はひとりの医師として、ずっと自律神経をコントロールする方法を追い求めてきました。睡眠、食事、運動はもちろん、呼吸の仕方や時間の使い方、日常生活の心がけにいたるまで、あらゆる方面に目配りしながら自律神経のコントロールにつながるノウハウを模索してきたわけです。

そして——こうした末にたどりついた究極の自律神経コントロール法が『日記をつけること』なのです。（中略）」

日記をつける効用は「自律神経のバランスが調う」ことにあったんですね。

他の項でも何度か述べたように、自律神経を調えることは健康の要。

寝る前に1日を振り返って、こころ静かに日記を書くことは、交感神経優位だった昼間の状態から、からだを休める副交感神経優位の状態へと切り替える「スイッチ」の役割を果たしていたのです。

また、起こった出来事などを振り返って日記を書くという作業は、とても脳を使います。とくに、**記憶中枢である海馬や、脳の司令塔とも呼ばれる前頭葉がよく使われることで、脳全体が活性化し、認知症の予防にもつながります。**

生涯現役を目指す人にも、寝る前の日記はオススメの習慣です。

寝る前につける「日記」で1日をリセットする

前述の小林先生が提唱する「3行日記」は、寝る前にその日1日を振り返り、①今日いちばん失敗したこと（もしくは体調が悪かったこと、嫌だったこと）、②今日いちばん感動したこと（もしくは嬉しかったこと）、③明日の目標（もしくは今いちばん関心があること）の3点を、1行ずつ、なるべく簡潔に書く、というもの。「嫌なこと→いいこと→目標」という順番で書くことで、今日の反省から将来のモチベーションへ「日記」が氣持ちを引き上げてくれる、といいます。

こころを裸にするつもりで、素のままの感情をすべて吐露することが、自律神経のスイッチを切り替えてくれるのだそうです。

私が書いてきた日記は、時間帯こそ「寝る前」で一緒なのですが、内容は出来事を羅列しただけのかなりシンプルなもの。何時に起きて、なにを食べて、どんなことがあったのか。誰と会って、何時に帰宅したのか。天氣と氣温はどうだったか……。と、かなりざっくりとした内容です。小林先生の「3行日記」は、「他人に見せない（見られない）」ことを前提としていますが、私は、いつ誰に見られてもいいように書いていますから、感情すべてを吐露するようなことは書きません。

それでも日記の持つ効果は20数年で十分に体感してきましたから、どちらでもご自分にあったスタイルでよいのだと思います。

過去の日記を振り返ってみて氣づくのは**「自律神経が安定しているときの文字は、とてもていねい」**だということ。逆に、不安定な要素の多かった日は、かなり乱雑です。**自律神経は行動からもコントロールできますから、文字は「ゆっくりと、なるべくていねいに」書くようこころがけることで、自律神経を安定させてくれる効果はいちだんと高まる**でしょう。

もう1分で、さらに効果アップ！

「食べたもの」を日記に書く

なにを、いつ、どれだけ食べたかを、体重と一緒になるべく詳細に記録することで体調管理に活かす「レコーディング・ダイエット」というダイエット法があります。

㈱オタキング代表で、同ダイエット法の考案者でもある岡田斗司夫さんは、「食べたものと体重を詳細に記録する」というこの方法で、117キロあった体重を62キロまで減量することに成功しました。

秘訣は「太る努力をやめる」こと。食べたものを詳細に記録するのは、氣づかずにおこなっている「太る努力」を見つけることが目的なのだそうです。

「太る努力」とは、お腹も空いていないのに惰性的になにかを食べているなど、知らず知らずのうちにおこなっている生活パターンのこと。

詳細な記録は、このパターンを自覚するために必要なツールというわけです。

「食べたものは必ず記録する」ということは、なにかを食べようとするたびに「これもメモしなければならない」という氣持ちがはたらくということでもあります。この「記録する手間の面倒さ」と「食べたい氣持ち」を天秤にかけて、面倒さが勝ったら食べない、それでも「食べたい！」と思うときだけ食べる。これだけで、食べる量はずいぶんと違ってくるでしょう。これが習慣になると、だんだんからだの声が聴こえてくるようになります。

お腹が空いたら食べる。そして、空腹が満たされたら食べるのをやめる。これは、ダイエットにとどまらず、生活習慣病を予防・改善する秘訣でもあります。

空腹と満腹のサインに、素直に従うことがたいせつということですね。

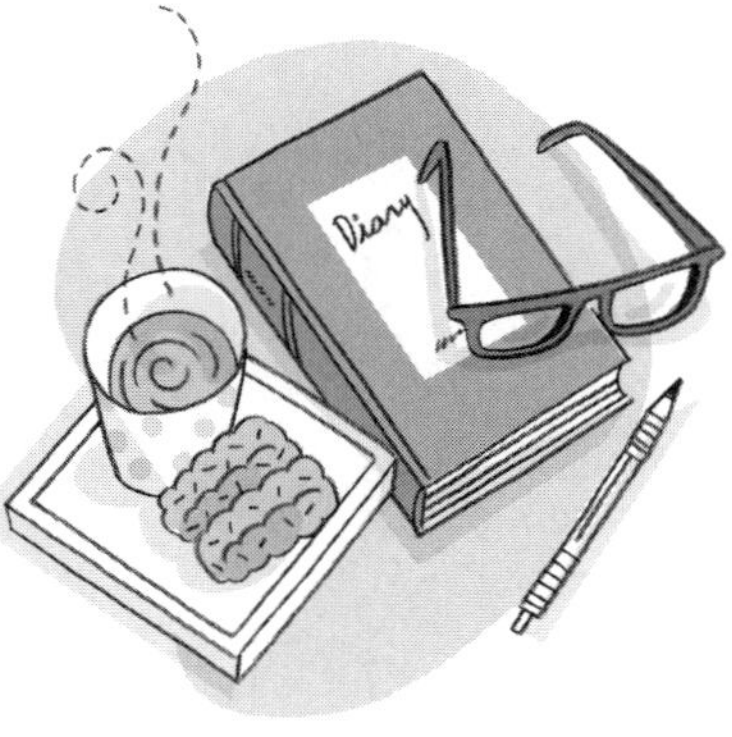

帯津良一の健康法のツボ 12

死ぬまで自分でありつづける

日記にかぎらず文章を書くということは治癒力を引き出してくれるらしい。ここに一冊の本があります。『がんに効く生活』(ダヴィド・S・シュレベール著・NHK出版・2009年)。

著者のシュレベールはアメリカの精神科医。脳腫瘍に冒され手術を受け再発に見舞われた後、統合医学を駆使して見事に生還した経験からの提言です。要するにいかにして、この病を克服するかについてのさまざまな方法が列挙されていて、そのなかに本を書くことの効果が詳しく述べられています。

何年か化学療法を受け続けてきたあげく再発に見舞われ、もうどうしていいかわからなくなり、自分の命が指のあいだからこぼれ落ちているように感じていた矢先に、マイケル・ラーナーに出会います。

彼はカリフォルニアにあるがん専門のコモンウィル・センターの創始者で心理療

法士。もう20年くらい前に川越の私の病院にも現れたことがあります。映画用のカメラを下げてのインタビューでしたが、内容についてはまったく憶えてはいません。ただ、じつにさわやかな人柄が印象に残っています。

マイケルはシュレベールに、うまくいかないことばかりを考える代わりに、自分にもっとも充足感を与えられるものは何かを考えさせたという。シュレベールはためらいつつも自分が胸に温め続けてきた計画に気づく。それはこれまでの科学者としての経験を本にすることだった。しかし不安はある。これまでシュレベールは本など書いたことがないのです。

ところが「ダヴィド、君の人生で他に何をすべきかわからないけど、その本だけは絶対に書くべきだよ」とマイケルがそっと背中を押してくれたのでした。シュレベールは最初の本を書くことによって、自分の道を発見することができて、見事に再発を乗りこえたのです。

私自身も作家でもないのによく原稿を書いています。短いのから長いのまで、まあじつによく原稿依頼が舞い込んできます。ありがたいことです。書き始めはいつも億劫なのですが、折り返し地点を過ぎるころになると心がときめいてくるのです。白い原稿用紙に向かうのが愛おしくなってくるのです。

締め切りが近づくにつれ、このときめきは弥《いや》が上にも膨らんできます。締め切りといえばすぐに思い出すのは『癌とたわむれて』（アナトール・ブロイヤード著・晶文社・1995年）です。アナトール・ブロイヤードはニューヨークの文芸評論家。

前立腺がんの骨転移を告知されたとたんにときめきます。わが人生にも締め切りが設けられた。もはや一日一日がさりげないものではなくなった。危機の気配が漲ったというのです。

ときめいて、よし！　一戦交えてやろうと傍を見ると、主治医がいかにも頼りなく見えるのです。がんのような手強い相手と戦うのにこれでは心細いということで、まずは主治医の交代を申し入れます。本当にそうですね。

医療は戦いの最前線です。医師と患者は戦友の関係にあります。心を一つにして乾坤一擲《けんこんいってき》を賭す関係ではありませんか。互いに一目も二目も置くことができて初めて戦友ではありませんか。

また、入院生活を送るなかで、病棟の回診がなぜ医者と看護師だけなのだろうと訝《いぶか》しみます。占い師と道化師と詩人がいっしょに回診してくれたらと渇望するのです。なんともいえないいいい組み合わせですね。

そもそも医療とは治しと癒しの統合の上に成り立っています。医師と看護師だけだって治しと癒しの統合ができるはずなのに現実にはハードルに高いものがあるのでしょう。そこで占い師と道化師と詩人に力を借りようというのです。

そして、次のようなひとりごとが自ら出てきます。

「病気であること、死にゆくこと。これは主としてかなりの程度まで、スタイルの問題だ。わたしは、病気の人たち——そして人間みないつかは病気になる——に次のことをいいたい。病気になり死に瀕したからといって、自分のなじんできた世界の終わりではない。自分自身でありつづけることはできる」

医療とは人間の尊厳を保ちつづけることをサポートするものだと思うようになりました。

13

体温を感じるものと触れ合う（と、幸せホルモンが分泌される）

主な効果

氣持ちが落ち着く・安らぐ　血圧が安定する

認知症の予防・改善

特に こんな人へオススメ

- ☑朝までグッスリ眠りたい
- ☑胃腸を調えたい
- ☑ストレスを感じやすい
- ☑なんとなく情緒が不安定
- ☑元氣が出ない／やる氣が出ない／氣分が晴れない

「病気（illness）のスペルの中のｉの字はisolation（孤立）を意味し、健康であること（wellness）のなかのいちばん大事な字はwe（私たち）である」

人が誰か（なにか）とつながっていることのたいせつさを表した古いことわざとして、心臓専門医のミミ・ガルネリ氏が紹介したものです。

イギリスの人類学者アシュレイ・モンターギュ氏も「皮膚はからだでもっとも大きな感覚器官である」と、今から40年以上も前にスキンシップの重要性を説いています。

賢人たちの説く、こうした「触れ合い」の効用は、オキシトシンという神経物質のはたらきによるもの。別名**「幸せホルモン」**や**「愛情ホルモン」**などと呼ばれ、**他者と触れ合ったときや、精神的なつながりを感じたときなどに分泌される神経物質**です。

握手やマッサージ、ハグ（抱擁）のようなからだの触れ合い、親切にしたり、されたりすることでのこころの触れ合いが、からだとこころによい影響を与えるということですね。

米ウィスコンシン大学では、スピーチコンテストの開催にあたり、7～12歳の出場者61名をＡＢＣ３つのグループに分けて、ストレスホルモンの分泌量を測定しました。

Ａは、スピーチ前に母親から抱擁などのスキンシップを受けたグループ。

Ｂは、スピーチ前に母親から励ましの電話をもらったグループ。

Ｃは、母親との接触がいっさいなかったグループ。

スピーチのあとは、どのグループにもストレスホルモンの分泌が確認されましたが、Ａグループは30分後、Ｂグループは1時間後に正常値となり、Ｃグループだけが1時間を過ぎても正常値より30％高い状態だったそうです。

さらに注目を集めたのは、幸せホルモン「オキシトシン」の分泌量。

もっとも分泌が多かったのはＡグループで、次がＢグループ。Ｃグループだけは分泌が確認されなかった、という結果が出たのです。母親との接触度合いが、そのままオキシトシン分泌量の差となって表れたといえるでしょう。

また、オハイオ州立大学では、同じえさを与えたウサギでも、毎日撫でられていたウサギは動脈硬化の発症率が60％も低かったと報告しています。

健康にもよい影響を与えてくれる幸せホルモン「オキシトシン」は、触れ合いによって分泌されるのです。

《幸せホルモン「オキシトシン」の分泌を促すために》

①他者とのスキンシップ

日本ではあまり一般的ではありませんが、欧米のハグ（抱擁）や握手といった習慣にはオキシトシンの分泌量を増やす効果があります。

他者に触れてもらうマッサージでも同じ効果が確認されています。

②親切にしたり、されたりする

相手を思いやる氣持ちを持つことや、じっさいに親切な行為をおこなうこと、さらに親切にされて感動した人にも、オキシトシンは分泌します。

まさに「情けは人のためならず」ですね。

③ペットと触れ合う

犬や猫などのペットを撫でたり、一緒に遊んだりすると、飼い主もペットもオキシトシンが分泌されます。また、植物の世話をすることでも同様の効果があります。

動物でも植物でも、他者とつながることは、健康によいのです。

脳には「ミラーニューロン」という神経細胞があります。

これはその名のとおり、他者の行動が鏡に映ったかのように、我が身で感じられること。つまり、誰かに対する親切なおこないは、相手の喜びを映し出す鏡のように、自分にも還ってくるのです。

2人でおこなう手のひらマッサージ

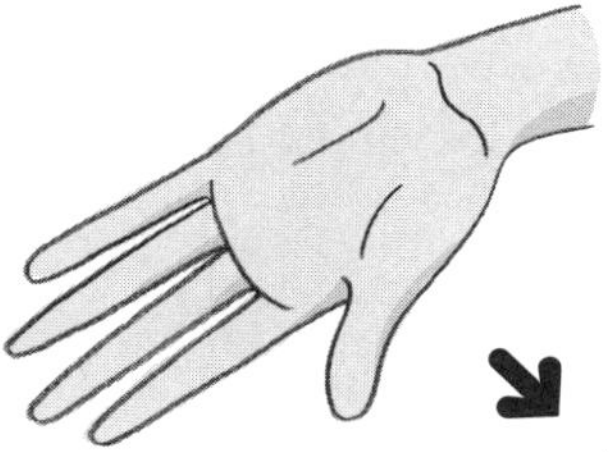

1 相手に片方の手のひらを広げてもらいます。

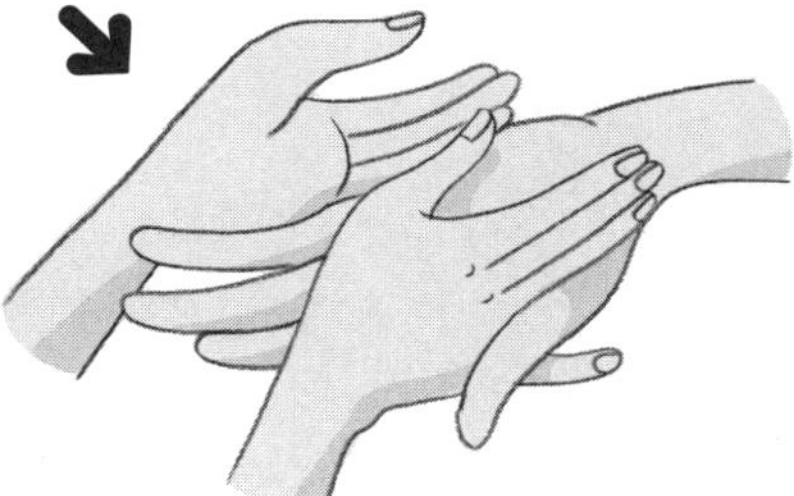

2 開いた方の親指と人差し指の間、薬指と小指の間に、自分の両手の薬指と小指の間を縦にした状態で差し込みます。

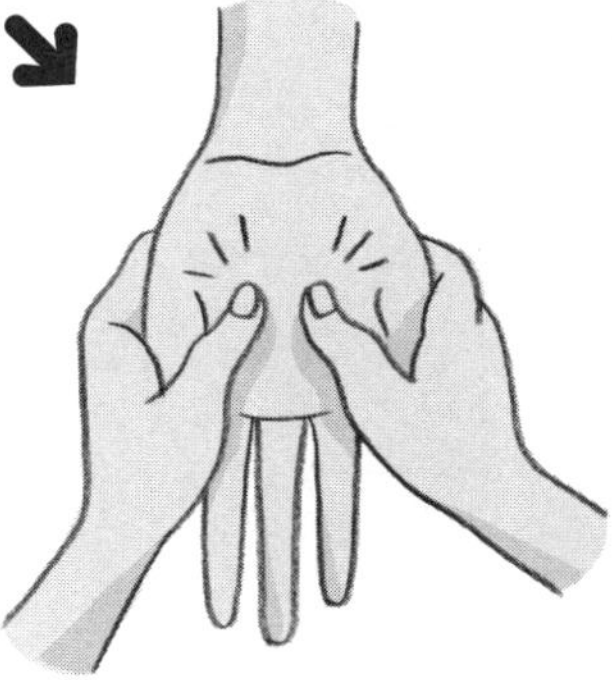

3 そのまま両手で包み込むようにして、親指を使って相手の手のひら全体をやさしくもみほぐします。

片手につき1分、両手で2分が目安ですが、時間があったら長くおこなってもＯＫ。終わったら交替しましょう。

もう1分で、さらに効果アップ！

タッピング＋タクティールケア

指の腹を使ってトントンとやさしくからだに触れるタッピング。
やさしくなでるように触れるタクティールケア。
どちらも、オキシトシンの分泌を促してくれる健康法です。

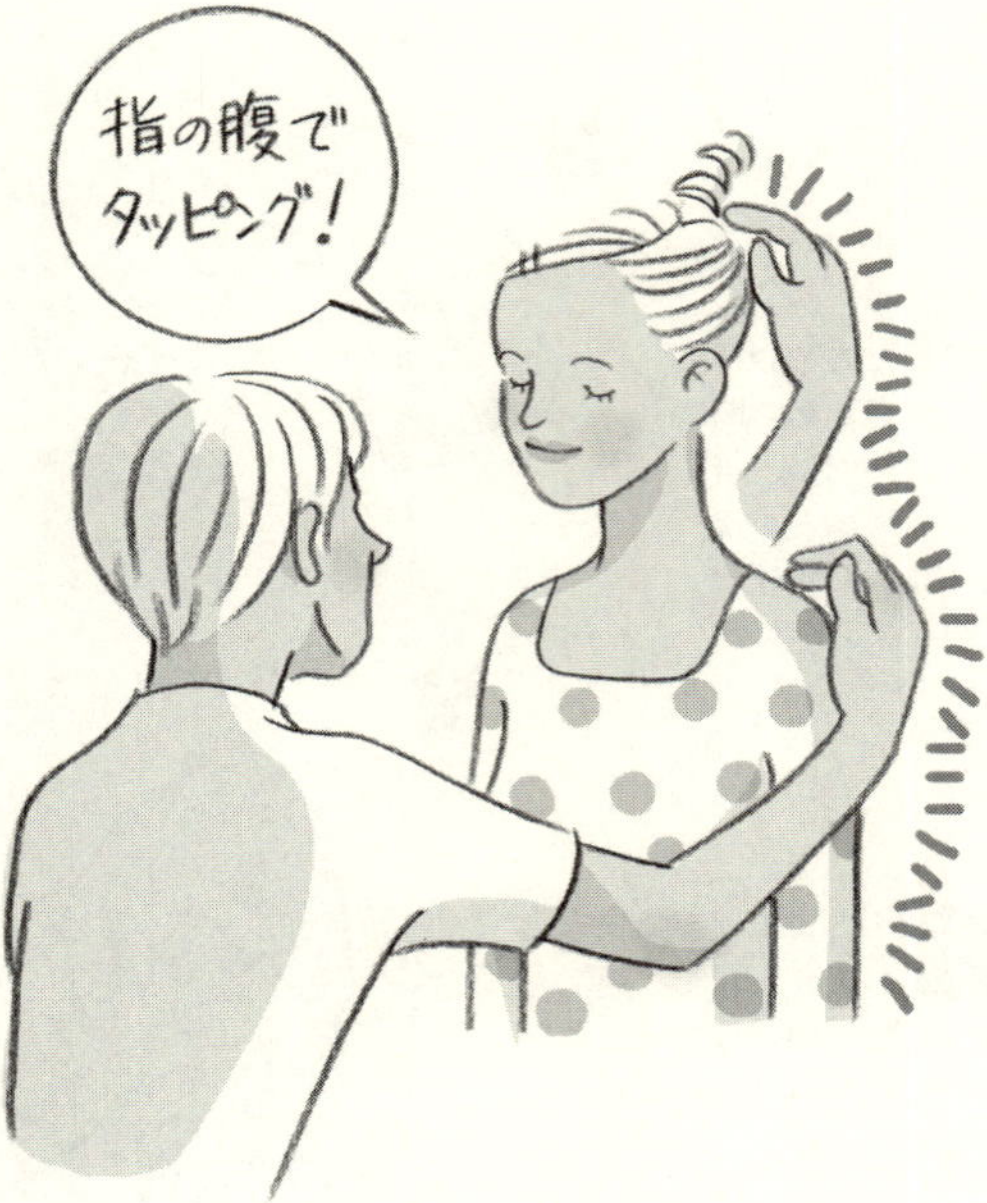

1 頭から首、肩、腕、背中、腰、足など、からだ全身を両手指の腹でやさしくトントンと触れていきます。

2 同じく、両手のひらで包み込むように、全身をやさしく撫でます。

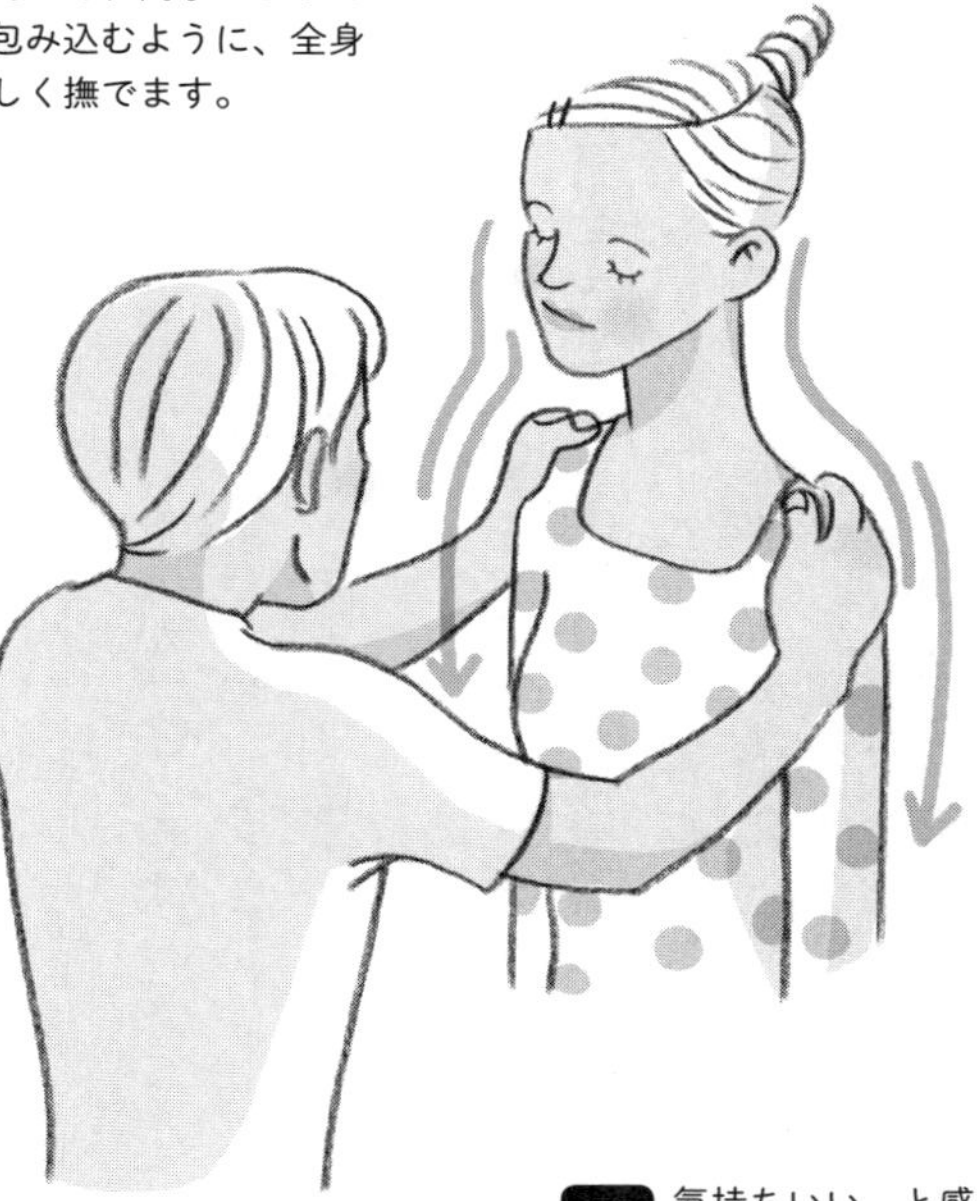

3 氣持ちいい、と感じる箇所は少し念入りに。終わったら交替します。

1人でおこなう場合は、自分のからだとコミュニケーションをとるような氣持ちで。
感性が研ぎ澄まされて、からだの声が聴こえやすくなりますよ。

帯津良一の健康法のツボ ⑬

安らぎのホルモン　オキシトシン

講演の後、会場で拙著を買った人がサインを求めてきます。これも新しい出会いには違いないので、サインは喜んで、せっせとこなしていきます。半数以上の人々がサインが済むと握手を求めてきます。ほとんどが女性ですが、男性もそれほど珍しいわけではありません。

講演の後いっしょに記念撮影を求められることも少なくありません。これも決して嫌いではありません。これも圧倒的に女性ですので、できるだけ肩を抱くようにしています。これもまた好し！　ですが、最近とみに増えてきたのが、ハグ（hug）です。これはすべて女性で、男性でハグはきわめて稀です。

タッチにしてもハグにしても快適なのは、これらによって安らぎと結びつきを高めるオキシトシンが高まるからなのです。この項はオキシトシンに尽きるようなので、オキシトシンについてまとめて紹介することにしましょう。出典は『オキシトシン』（シャスティン・ウヴネース・モベリ著・晶文社・２００８年）です。

一九〇六年、英国の研究者、ヘンリー・デールは脳下垂体の中に、出産の経過を加速する物質を発見しました。彼は「速い」と「陣痛」という意味のギリシャ語にちなんで、それをオキシトシンと名づけました。オキシトシンはホルモンとして、血流に乗って体内を巡り、さまざまな機能に影響を与えるだけでなく、神経伝達物質として脳のさまざまな領域につながる神経ネットワークを通して作用します。

〈体内のオキシトシン〉

●オキシトシンは視床下部の視索上核と室傍核でつくられる。

●ＧＡＢＡやエンケファリン、β-エンドルフィンなどの脳内麻酔様物質はオキシトシンの放出を抑制する。

●セロトニン、ドーパミン、ノルアドレナリンの前頭前野の脳内物質はオキシトシンの放出を促進する。

●女性の性ホルモンであるエストロゲンはオキシトシン受容体の数を増やし、オキシトシンの産生を促進する。

〈オキシトシンと人間関係〉

●タッチはオキシトシンの放出を促す。

●オキシトシンの放出は人と人との間、とりわけ母子の間に感情的な絆を形成する。

●良好な人間関係は健康にとって重要である。乳がんの場合の生存期間も、親しい人間がいる女性のほうが長いことがわかっている。

●良好な人間関係は、直接的なタッチだけでなく、支え合っていることや温もりや愛を感じることによって〈安らぎと結びつき〉システムを活性化すると思われる。

〈安らぎと結びつきをもたらす方法〉

●マッサージ

大人がマッサージを受けると血圧、心拍数、ストレスホルモン値が低下する。これらの効果は健康を増進する。

子どもがマッサージを受けると、落ち着きがまし、対人的に成熟し、攻撃性が減る。体の不調を訴えることも少なくなる。

優しく包み込むようなタッチを受けると、早産児の体重増加のペースが速くなる。

●食べること——内側からのマッサージ

体の内側は、食べることによって刺激される。ちょうど、体の外側がタッチによって刺激されるのと同じだ。事実、食べることによってもやはり〈安らぎと結びつき〉システムが活性化される。消化器官と皮膚にはいくつかの興味深い類似点があるため、食べることはいわば内側からのマッサージだと考えられる。

消化器や皮膚、神経は、いずれも同じ胚葉（外胚葉）からつくられる。だから、皮膚と消化系の機能に類似点があっても不思議はない。たとえば、両者は感覚神経からの情報を記録・伝達する方法が似ている。食道・胃・腸などを含む消化器系は、皮膚の内側への延長といってもいいくらいだ。

●アルコールを飲む

少量のアルコールは血中のオキシトシン濃度を上昇させる。しかし量が多いと逆効果になるといわれている。

オキシトシンの分泌を促す触れ合いが健康によいのは当然のことなのです。

14

朝に太陽の光を浴びる（と、1日中快適に過ごせて快眠になる）

主な効果

睡眠の質がよくなる　体内リズムが調う

生活にメリハリがつく

特に
こんな人へオススメ

- ☑寝付き、目覚めがよくない
- ☑なんとなく体調がよくない
- ☑ストレスを感じやすい
- ☑なんとなく情緒が不安定
- ☑元氣が出ない／やる氣が出ない／氣分が晴れない

「どうしたら、そんなふうに寝られるの？」

私の寝付きの早さと目覚めのよさを知る人は、みなさんそう言います。

枕に頭をつけた数秒後にはもう寝息を立てている……。こんな快眠生活になったのは、朝に「あること」をするようになってから。

そう、この項のテーマ「朝に太陽の光を浴びる」ようになってからなのです。

人間はもともと「夜明けとともに起き、日暮れとともに休む」という生活を、はるか昔から続けてきました。コンビニエンスストアなど深夜営業のお店ができたのは、せいぜいここ数十年のこと。私たちのからだには、本能的に数万年単位の記憶が刻み込まれているのです。

地球は自転しながら、太陽の光を受け取っています。つまり、太陽の光を浴びることは、地球の自転をからだで感じるということ。**からだは太陽の光を浴びることで、宇宙のリズム、自然界のリズムと同調するようにできている**のです。

太陽の光が睡眠に与える影響は、セロトニンという神経物質が関係しています。これは、眠りに関係するメラトニンという神経物質が、セロトニンの量に大きく左右されるため。メラトニンは日が沈むと体内でつくられますが、その材料がセロトニン。つまり、日が昇るとつくられる**セロトニンの量が、そのまま睡眠の質を決めている**ということになります。そして、この**セロトニンをしっかり分泌させる方法の一つが「太陽の光を浴びること」**なのです。

セロトニンは、自律神経や感覚器などを通して、こころの作用にも大きな影響を与えています。「なんとなく体調がよくない」「やる氣が出ない」「氣分が晴れない」といった人が、毎朝太陽の光を浴びることを習慣にしただけで好転してしまうのも納得ですね。

ちなみに「お日様セラピー」を提唱している東邦大学医学部の有田《ありた》秀穂《ひでほ》教授は、セロトニン神経を活性化させる方法として次の3つを挙げています。

①太陽の光を浴びる
朝いちばんに太陽の光を浴びることで、体内時計がリセットされ、宇宙のリズムに同調することができます。時差ボケにも効果があります。

②一定のリズムでからだを動かす
呼吸法や太極拳、水泳、ダンス、咀嚼（よく噛む）など、一定の動きを繰り返しおこなうことも効果的。本書で述べている健康法の多く（例えばウォーキングなど）もリズム運動です。

③人や動物と触れ合う
話をしたり、触れ合ったりすることでもセロトニン神経は活性化します。
詳細は、前第13項「体温を感じるものと触れ合う」をご参照ください。

まずは、朝に太陽の光を浴びることからスタートしてみましょう。
日中の快適さ、そして夜の快眠がすぐに実感できますよ。

太陽をイメージした瞑想

ただ太陽の光を浴びているだけでも十分ですが、合わせて瞑想をおこなうと、いっそう効果が実感できます。

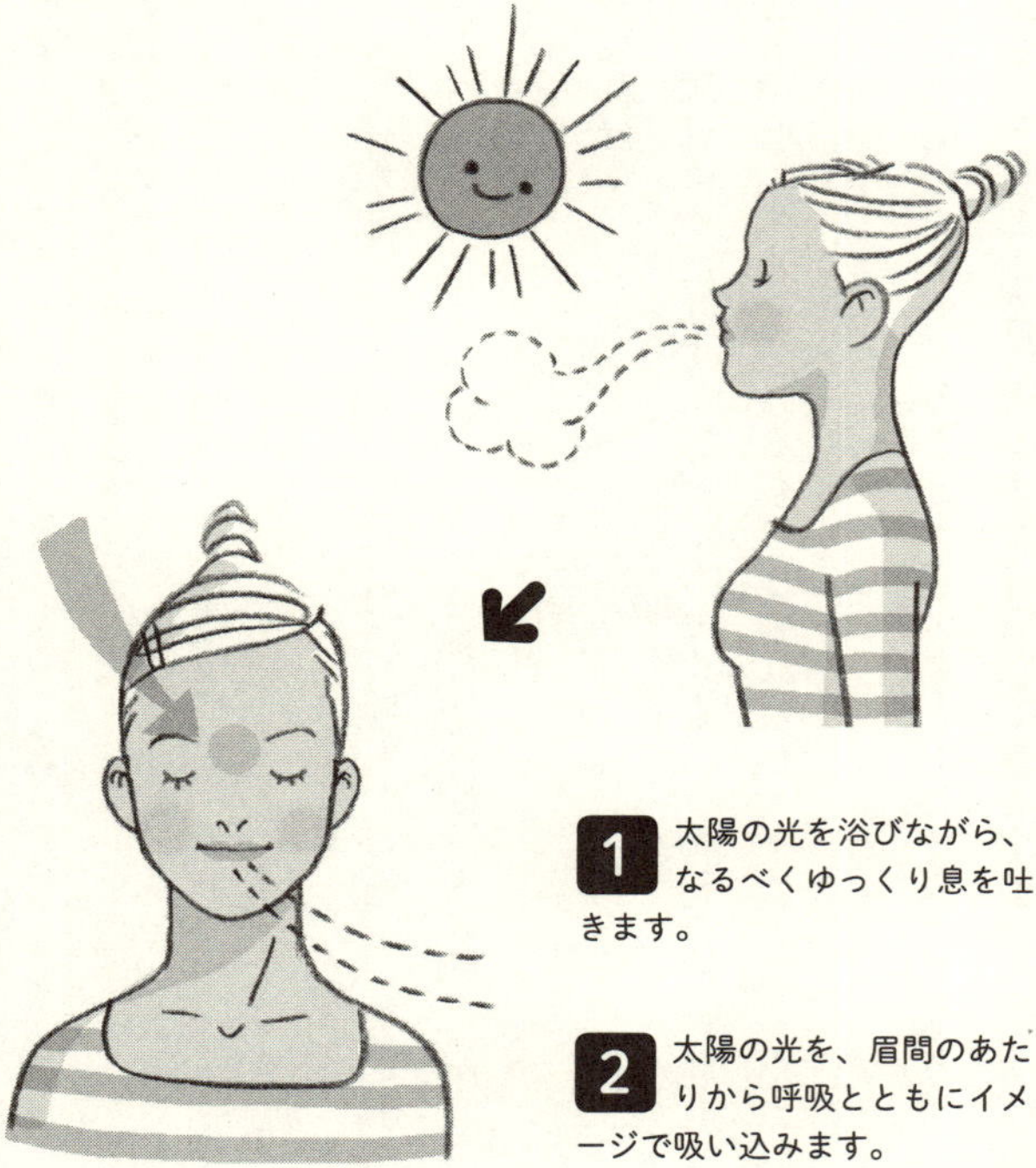

1 太陽の光を浴びながら、なるべくゆっくり息を吐きます。

2 太陽の光を、眉間のあたりから呼吸とともにイメージで吸い込みます。

まずは1分間（2～3回）を目安におこなってみましょう。
慣れてきたら、心地よく感じる範囲で繰り返してください。

3 その光を、頭の中から首、肩、胸、お腹、手足の先、という感じで全身の隅々までしみこませていきます。

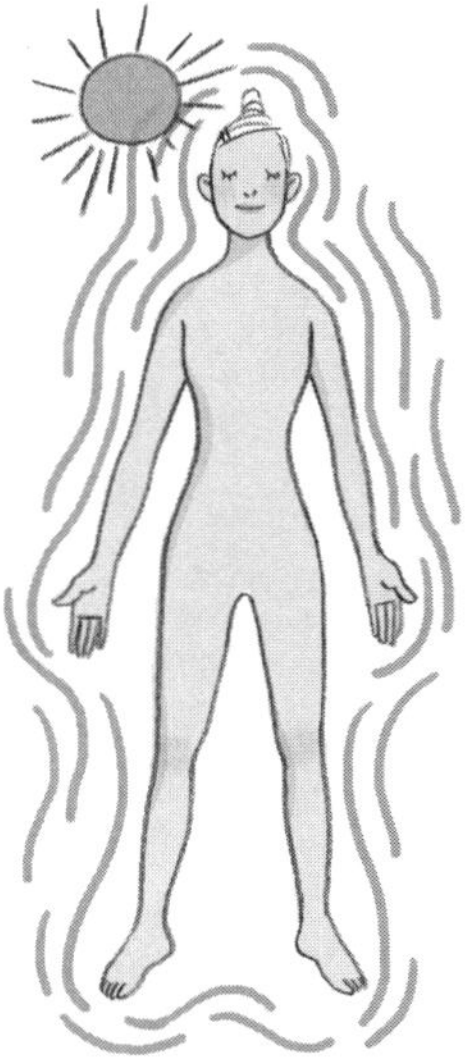

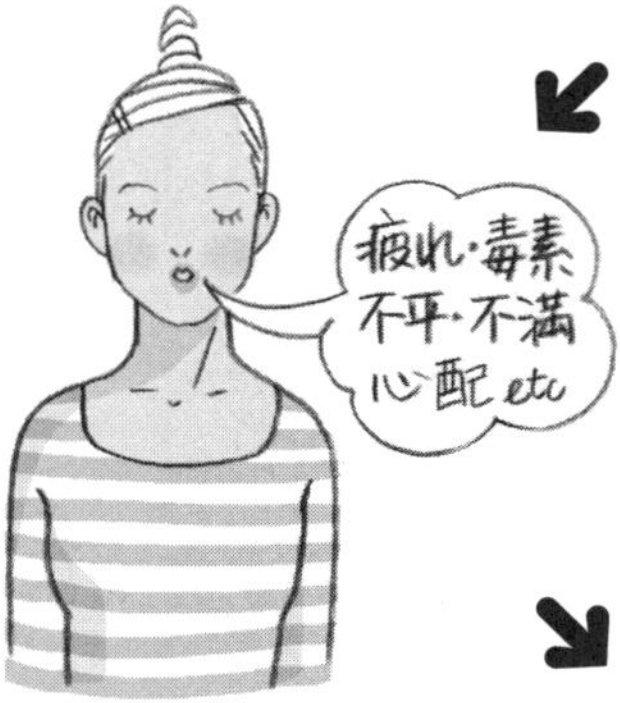

4 吐く息で、疲れや毒素、不平、不満、心配などを、光に還すイメージで一緒に吐き出しながら、体内を満たしている光をからだの外側にまで広げていきます。

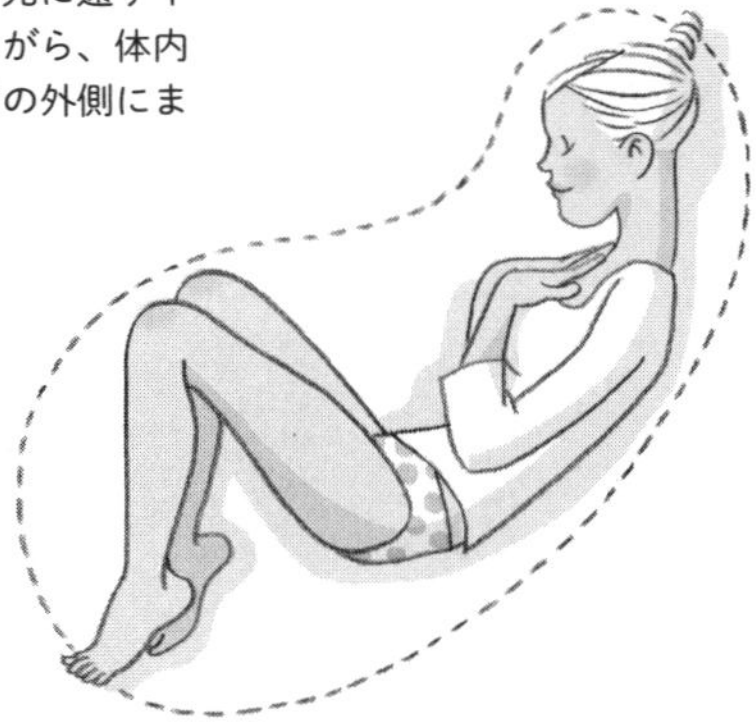

5 光の繭に包まれているようなイメージで、心地よさを感じます。

もう1分で、さらに効果アップ!

朝のオススメ習慣3点セット

私が10年来おこなっている朝の習慣です。

①カーテンを開けて、太陽の光を浴びる

ベッドから出たら、すぐにカーテンを開けます。

からだを思いっきり伸ばしながら、太陽の光を浴びて体内時計をリセット。

②口をゆすいで、舌そうじをする

口をゆすいでうがいをしたら、ステンレス製の専用器具で舌そうじ。

インドのアーユルヴェーダでは、体内の老廃物や前日の未消化物は舌に現れる、といわれています。

③コップ1杯の水か白湯を飲む

常温の水か、白湯を飲みます。

自律神経のバランスが調って、胃腸の蠕動運動が促されます。

一つ一つをていねいにおこなうことで、睡眠中にはたらいていた副交感神経と、日中にはたらく交感神経の交替がスムーズにおこなわれます。

1年の計は、元旦にあり。

1日の計は、朝にあり。

これで、氣持ちよく1日のスタートがきれますよ。

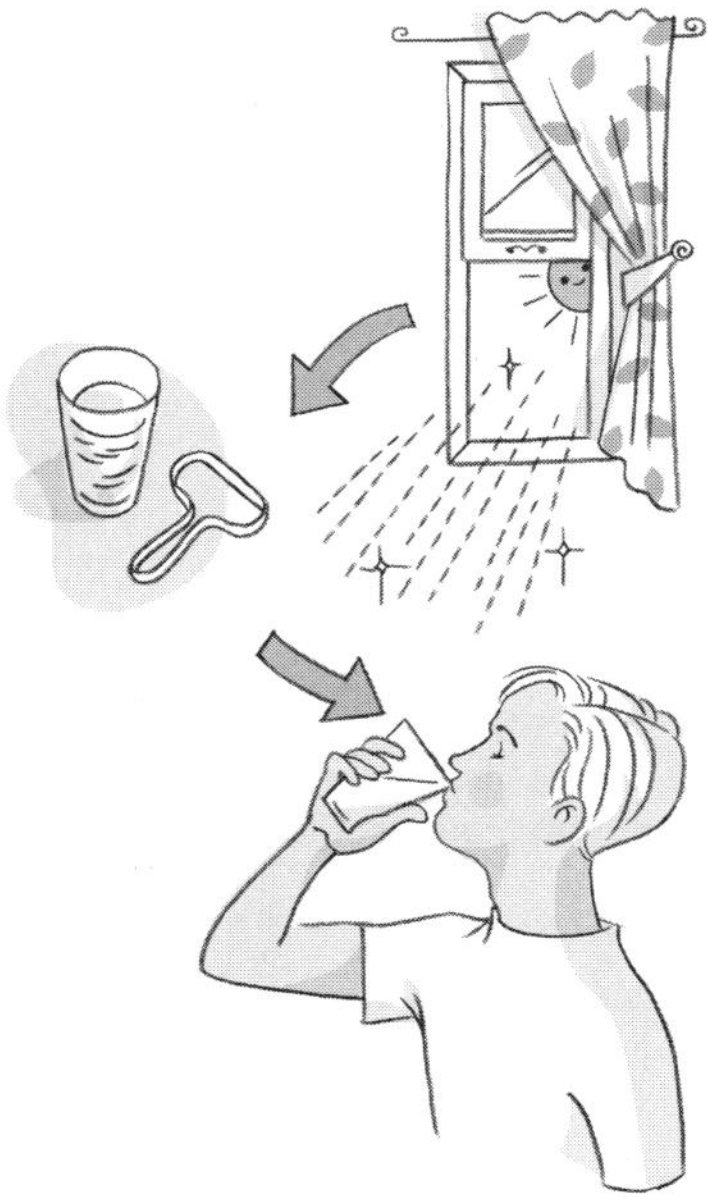

帯津良一の健康法のツボ 14

朝日は薬師如来のお姿

陽明学の安岡正篤《やすおかまさひろ》師の言葉に、「日の出とともに起きて庭の花に水を遣る。」というのがあります。大好きな言葉です。大体が早起きが好きなのです。これは生来のものので子どものときから早起きでした。ただ自宅に庭がないので師に倣うわけにはいきませんし、じつは日の出にも縁がありません。

いつの頃からか午前2時半に起きて、3時にタクシーに乗り、3時半に病院に入ります。つまり、日の出のときにはもう仕事の真っ最中なので春夏秋冬、つねに日の出を拝むわけにはいかないのです。

また、画家の岡本太郎さんも早朝庭に出て日の出を迎えるのが好きだったそうです。昇り始めた太陽に向かって、

「芸術は爆発だあ！」

と叫んでいたのではないでしょうか。ここでまた庭のないわが身を嘆きたくなる

というものです。

日の出礼賛に生理学の有田秀穂さんがいます。話題のセロトニン説です。大脳の前頭葉の前頭前野から分泌される脳内物質に、
①ドーパミン　②ノルアドレナリン　③セロトニン
の3種類があります。

そして、ドーパミンは人の意欲をかき立てますし、ノルアドレナリンはストレスに対して、なにくそ！　という集中力を高めます。そしてセロトニンは人に対する思い遣り、つまり共感力を発揮させます。

意欲／集中力／共感力
こうして並べてみますと、ベルクソンの「生命の躍動」が澎湃《ほうはい》として浮かび上がってきます。

そして、このセロトニンを中心とした前頭前野の分泌を促すのは、
①呼吸法　②リズム運動　③朝日を浴びる　④コミュニケーション
の4つを挙げています。少し補足しますと、呼吸法はそのままリズム運動ですね。

呼気と吸気は一定のリズムをつくりますし、腹式呼吸に伴う腹腔内圧の変動もリズミカルです。それから歩くこともリズムです。最近、凛として老いる方が増えてきました。私の見るところ、共通項の一つが歩き方ですね。

皆さん、音も立てずにリズミカルに歩いています。この音も立てずにというところが、じつに妙ですね。反対に若い方でハイヒールの音高らかに闊歩《かっぽ》している方を見かけますが、これはいただけません。とくに医療関係者をはじめ人を癒す立場の人にはしてもらいたくないですね。

コミュニケーションについては第13項で挙げたようにオキシトシンでしょう。となるとハグですね。病院では診療室とか気功道場で頻《しき》りと交歓していますし、地方での講演のあとも、もうすっかり恒例となってしまいました。

あっ、もう一人忘れてはならない人がいました。日本ホリスティック医学協会の盟友、今は亡き伊藤真愚《いとうしんぐう》さんです。いつも和服で急ぎ足で歩いていました。故郷の伊那谷に「漢方思之塾」を開き、診療につとめるかたわら全国各地で後進の指導に当たり、その上鎌倉の円覚寺の居士林に参禅、といえば彼の生きざまが自らわかるというものです。

その彼の著作に『いのち輝く健康百科』（佼成出版社・1997年）なる大著があります。そのなかで「日想観の方法」というのを紹介しています。

目的は、天上の太陽と体内の丹田とを直結させ、体内に光と熱を導き、いのちの活性化をはかることにあります。

方法はまず太陽に向かってゆったりと坐ります。次に、左右の人差し指と親指をつけて三角形をつくり、手のひらを太陽に向け三角形の中から太陽を見つめます。無限、無量の光がさんさんとそそがれ、丹田が光に満ち、全身に発光教光している体内の風景は見事な成仏の姿だといいます。

朝日のキラキラした輝きを、仏教では薬師如来のお姿と名付けています。中天に強く逞しく輝く太陽は大日如来のお姿、そして、夕日がまっ赤に沈む時は阿弥陀如来のお姿となっているそうです。

太陽の光を浴びることとは、阿弥陀さんの本願につながる健康法だったのです。

15

五感のどこかに意識を向けてみる
（と、脳もからだも若返る）

主な効果

五感の感性が豊かになる　心身が若返る

認知症の予防・改善

特に
こんな人へオススメ

- ☑ 年齢を感じるようになった
- ☑ 体力・氣力に自信がなくなってきた／元氣が出ない
- ☑ 視力や聴力に衰えを感じる
- ☑ 生活にメリハリを感じない
- ☑ なんとなく体調がよくない

長年親しくお付き合いいただいている「心身統一合氣道会」の藤平信一《とうへいしんいち》会長から、こんな話を聴いたことがあります。

「あるレストランのオーナーから、従業員がいつも食器を割ってしまうのでなんとかならないものか、という相談があったんです。そのとき私は『おそらく、こころ（氣）が食器に向いていないのでしょう。運んだり、洗ったりするときに、こころを食器に向けるように伝えてみてはいかがでしょうか』とアドバイスしました。すると、数日後『おかげさまで、食器をほとんど割らなくなりました！』と、とても喜んで報告しに来てくれました。**なにかをするときには、そのこと（もの）にこころを向ける。それだけで、行動の成果は格段に上がる**んです」

こころ、つまり意識をどこに向けるかで、からだはあきらかに変わるのです。

ふだん、人の話を聞きながら別のことを考えたり、味わいもせずなんとなくご飯を食べたりしていませんか？　なにかをしながら別のことに意識が向いている……。

じつはこれ、とてももったいないことをしているのです。

こころを込めてなにかをすると、脳の前頭葉が活性化します。

前頭葉は、脳のなかでも思考や言動、運動などを司っている部分。ここが活性化すると、集中力や記憶力が高まり、からだの機能も上がります。なにかをしながら別のことに意識を向けるのは、こうした活性化のチャンスを逃していることになるのです。

アイロンがけの際にこころを込めておこなった場合や、にんじんの皮むきをピーラーではなく包丁を使った場合、脳の前頭葉が活性化することが確認されています。

つまり、**なにかをするときには、そのことにこころを込めることで、こころとからだはどんどん健康になっていくのです。**

「こころとからだの波動を上げる簡単な方法は、『今、ここ』を生きること」

盟友のアートセラピスト・はせくらみゆきさんの言葉です。

「悩みや不安、恐れは、すべて過去か未来に属するもの。
過去に起こったことを憂う持ち越し苦労や、まだ起こってもいない未来を思い煩う取り越し苦労は、こころとからだの波動を下げてしまいます。今、そしてこの瞬間を意識することで、エネルギーはもっとも高い状態になるんです」

五感のどこかにしっかりと意識を向けることは、「今、ここ」を感じて、こころとからだのエネルギーを最高の状態にすることでもあります。

こころとからだを健康に保つためにも、こころ（意識）のおきどころは、とてもたいせつですね。

五感をしっかり意識すると、心身が若返る

ふだん「なんとなく」感じていることを、意識的におこなってみます。
ここは、１分間にこだわらず、氣づいたことから感じてみてください。

①意識して、視ていますか？

なんとなく眺めているだけ、視界に入っているだけ、という状態より、意識して「視る」ことで、視神経から脳が活性化されます。

②意識して、聴いていますか？

「聴く」という字には、心が入っています。

意識して「聴く」ことは、対象にきちんとこころを向けて聴くことです。

③意識して、味わっていますか？

よく噛んで「味わう」ことは、脳にとてもよい影響を与えます。

ひと口ずつ、噛み締めるごとに広がる味わいを楽しみましょう。

④意識して、嗅いでいますか？

嗅覚は、本能と直結しています。

香りをしっかり感じると、生命の根源が活性化します。

⑤意識して、触れていますか？

触れて感じる「皮膚」は、からだのなかで最大の感覚器官です。

触感をきちんと意識することは、他の感覚器の活性化にもつながります。

ふだんの生活でも、五感に意識を向けられる機会はたくさんあります。

とくに家事は、五感をフル活用する最高の健康法！　手間がかかること、めんどうなことほど脳は活性化します。

氣づいたら五感を意識してみる。

あえて、めんどうなほうを選ぶ。

こころとからだは、その都度、健康になっていくのです。

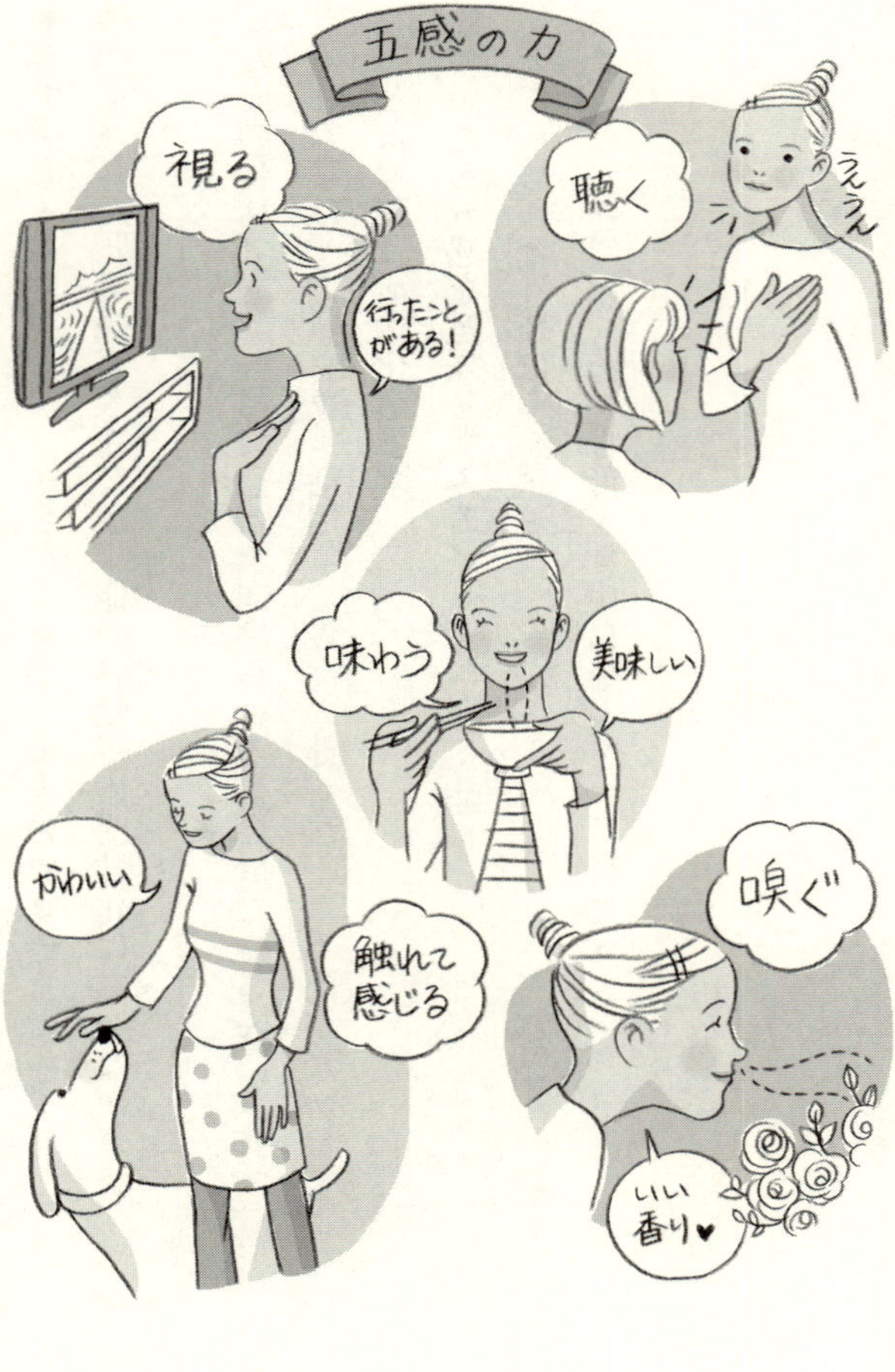
五感の力
視る
行ったことがある！
聴く
うんうん
味わう
美味しい
かわいい
触れて感じる
嗅ぐ
いい香り♥

医者いらずになる　1分間健康法 —— 15

帯津良一の健康法のツボ ⑮

直観とときめき

まずはわが五感に意識を向けてみましょう。

〈眼〉 もともと近眼で、眼鏡の助けを借りるようになったのは大学に入って間もなくの頃です。それから60年、視力はまったく変わりません。時々検眼をしてもらっていましたが、ここしばらくはしていません。およそ3年前にいまの眼鏡をつくったのですが、検眼せずでした。

老眼の訪れもごく最近までまったく感じませんでした。池袋のクリニックでホメオパシーの診断をしてレメディを選ぶ際、問診のあとで「レパートリィ」を開きます。レパートリィとは症状の辞典のようなもので、私の愛用するのは「マーフィーのクリニカル・レパートリィ（Murphy's clinical repertory）」。細かい文字の英語がびっしりです。

私がレパートリィを読み始めますと、多くの患者さんが賛嘆の声を上げます。眼鏡無しでよくのその小さな文字が読めますねぇ！　というわけです。老眼の原因は水晶体の弾力の欠乏ですから、水晶体が黄白色に変わってにごる白内障の気もないところをみると、どうやら水晶体が丈夫にできているようです。

(耳) およそ20年前に発病した「メニエール」病の後遺症で、右の難聴と耳鳴りがあります。補聴器は持ってはいますが、位置取りを工夫して左耳で聴くようにしていて、滅多に用いることはありません。

(鼻) 子供の頃、いつも花粉と遊んでいたので花粉は非自己ではなく自己だから、花粉症は私にとっては無縁な存在だと嘯《うそぶ》いていたのですが、ここ2年ばかり怪しくなっていて、時にホメオパシーのお世話になっています。嗅覚はまったく衰えてはいません。

(舌) 味覚に問題はありません。代わって歯は大いに問題ありで、毎月歯医者さん通いです。生来の質で歯磨きがいい加減なのに、年齢とともにステーキや塩煎餅など歯応えのあるものが好物になっているためなのではないでしょうか。

それにしても化学療法の副作用で味覚障害を訴える人が少なくありません。晩酌を生涯の楽しみとする私にとっては本当に身につまされる話です。もっぱらマーキュリーやアルセニカム・アルブムなどホメオパシーのレメディで対処していますが、なかなか手強い相手です。

(身) 触覚のことです。これもまったく衰えてはいません。むしろますます研ぎ澄まされてきているようです。毎日たくさんの患者さんの触診に明け暮れているためでしょう。学生の頃、「内科診療室」と称する講義と実習を兼ねた小グループの授業で、触診を徹底的に教えられたおかげです。

腹部の触診など、一触りで全貌を掴んでしまいます。「あぁ、いいお腹ですねえ。これを善人のお腹というのです」などと呟いて喜ばれています。

(意) 五感のあとは第六感です。五感のほかにあるとされる感覚で鋭く物事の本質を掴む心のはたらきをいいます。私はこれを直観としてとらえています。それもベルクソンの「哲学的直観」です。

そのベルクソンの「哲学的直観」をご紹介いたしましょう。多少、私の脚色が入っていますがお許しください。ときめきのようなものが原因で、内なる生命場が小爆発（これもベルクソンの〝生命の躍動〟です）を起こしてそのエネルギーが体外に溢れ出て、環境の中に漂う虚空の大いなるいのち（スピリット）とぶつかって直観が生まれるといいます。

そして次の瞬間、生命の躍動が起こって、私たちは大いなる喜び、つまり歓喜に包まれます。生命の躍動から歓喜へという流れをひとまとめにすれば、ときめきと置き換えてもよいでしょう。ときめき↓直観↓ときめき↓直観という連鎖反応が起こることになります。

一方、私たちは科学のおかげで快適な生活を手にしました。ひもじい思いをすることもなければ夏の酷暑にも冬の厳寒にも耐えられる暮らしを手にしました。これはこれでありがたいことなのですが、それでは快適さと歓喜とでは私たちが生きていくためにはどちらが大切だろうかと自問し、それは歓喜のほうだろうとベルクソンは自答しているのです。

五感を研ぎ澄ますことは結局のところときめきを悟るためだったのです。免疫力と自然治癒力の原動力となるときめきを。

16

ただ、ぼーっと空を見上げる（と、「心身自動修復機能」が働きだす）

主な効果

体内リズムが調う　こころとからだのバランスが調う

自律神経のバランスが調う

特にこんな人へオススメ

- ☑ ストレスを感じやすい
- ☑ なんとなく体調がよくない
- ☑ 氣分が晴れない
- ☑ 元氣が出ない／やる氣が出ない
- ☑ なんとなく情緒が不安定

最後のほうになってからで恐縮ですが、もしかしたら、これがいちばん簡単な健康法かもしれません。ただ、ぼーっと1分間、空を見上げるだけですから……。

しかも、効果は絶大！「氣づいたら、体調がよくなっていた」という声をよくいただきます。

ではなぜ、空を見上げるだけで体調がよくなるのか？

それは、私たちが自然界の摂理によって生かされている存在だからです。


人の呼吸数は1分間に約18回。これは、水の分子と同じです。

これを倍にした36は、人の体温。さらに倍の72は心拍数と最低血圧値、１４４は最高血圧値の目安。２８８は赤ちゃんが子宮の中にいるおおよその日数です。

人のからだは、自然界と同じリズムで結ばれているんですね。

自然界の摂理のなかで、人が生かされている証拠だと思います。

さて、そんな自然界の一員である私たちは、いまどんな環境で暮らしているでしょうか。朝起きるとすぐにテレビをつけ、電子レンジで調理したものを食べ、石油原料でできた化学繊維の衣服を着て、携帯電話の電波などが飛び交う電磁波の中で生活をしています。とても自然界の摂理に近い環境とはいえませんね。

こうした、自然の摂理から遠ざかった環境で慢性的なストレスを受けている私たちは、知らず知らずのうちにこころとからだのバランスが調いづらくなっているのです。

「なんとなく体調がよくない」「やる氣が出ない」「氣分が晴れない」といった症状の原因は、少なからず現代の生活環境にあるといえるでしょう。

とすると、解決策は「自然界の摂理」に同調すること。

そして、そのもっとも簡単な方法が、いちばん身近な自然である「空や雲」を「ただ、ぼーっと見上げる」ことなのです。

もちろん、森林浴や海水浴、ガーデニングなどで自然と直接触れるにこしたことはありませんが、どれもそれなりの時間や準備が必要です。その点、この方法にはあらたまった場所も必要ないし、お金もまったくかかりません。

流れていく雲を眺めていると、だんだん氣持ちが落ち着いてきます。

そして、呼吸も深く、ゆっくりとなっていることに氣づくでしょう。

呼吸は自律神経とつながっていますから、体調が調うのも当たりまえなのです。

「自分」という字は、自然の分身と書きます。

自然界のリズムを感じることで、私たちのこころとからだは本来の健康体になることができるのです。

空をぼーっと見上げる健康法

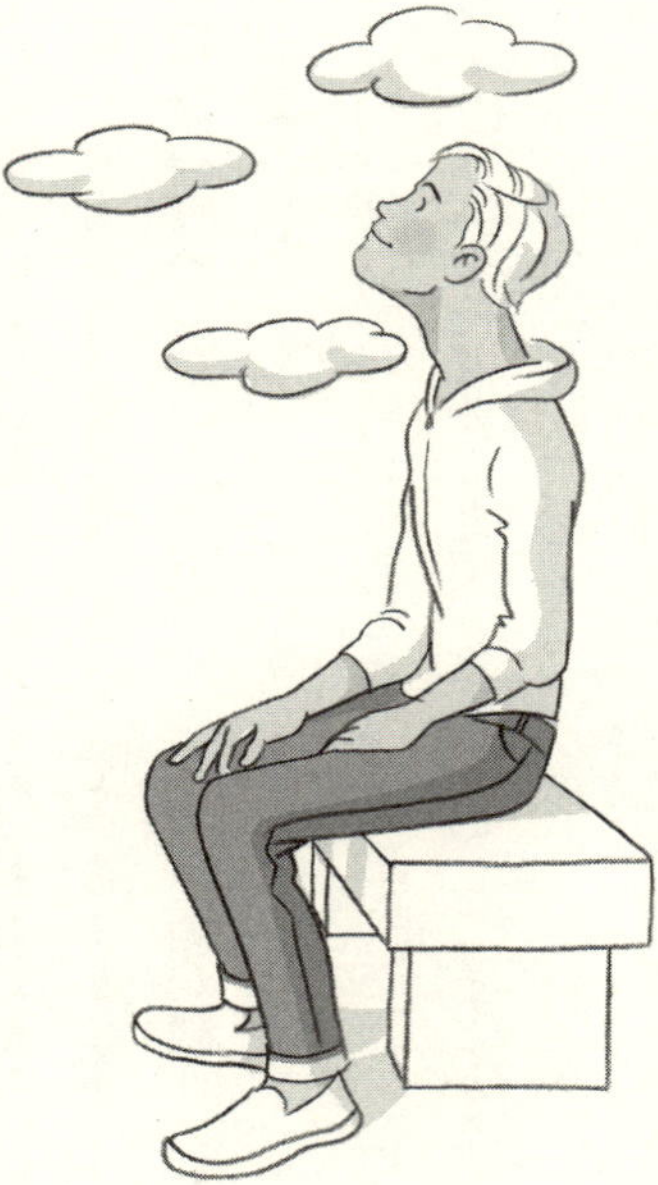

1 立ったままでも、椅子に座っていてもかまいません。もちろん、寝転んでいてもＯＫ。力を抜いてリラックスします。

2 ラクな姿勢で、空を見上げます。
ただ、ぼーっとしていてもいいし、流れる雲を眺めていてもかまいません。なるべくなにも考えずに、ただひたすら、ぼーっと空を見上げてください。

3 まずは、１分間を目安に始めてみましょう。
慣れてきたら、心地よさを感じるままにおこなってください。

コツは、なにも考えないこと。

ただぼーっと空を眺めることで、もともと自然界の一部である私たちのこころとからだは、自然界の摂理、宇宙のリズムにどんどん同調していきます。

自ずと然るべき状態になると書いて「自然」。

人もまた、自ずと然るべき健康体に戻っていくのです。

帯津良一の健康法のツボ 16

ホロンバイルの虚空

ただ、ぼーっと空を見上げるとなると私にとってはモンゴル草原の高い空しかありません。2年に1度、中国は内モンゴル自治区のホロンバイル大草原に一人立って、われらが古里、虚空のおおいなるいのちをいただいて帰って来るのです。

ホロンバイル大草原は空の青、雲の白、草の緑が織り成す3色の世界です。その上、四方八方すべてが地平線。ここはどうしても虚空としか思えないのです。それも視覚だけではなく身体全体で感じてしまうのです。

立つだけでなく草の上に仰向けに寝てみます。細かくて柔らかい草が背中にとても心地よいのです。草の丈はちょうど顔の高さです。よく見ると青や黄やピンクの小さな花がそこかしこに咲きほこっています。真っ直ぐ上空を見上げると、立っているときはライトブルーだった空が紺碧に変わっています。虚空の無限の奥行きを感じるのはこの時です。

そして、誰や彼やがあらわれて話しかけてくるのです。両親であったり世話になった小母さんであったり、親友のK君だったり、そして誰よりも楊名時先生だったり。ただ、こうして虚空を満喫できるのも八月上旬までです。中旬に入ると、冬場の牛馬の飼料にすべく、一斉に草刈りがはじまります。こうなると草原の風景は半減してしまいます。虚空も遠のいてしまいます。一度、太極拳を舞ってみました。虚空の中での太極拳はまた一味ちがうのではないかと考えたからなのです。ところが駄目でした。舞うほどに自分がどんどん小さくなっていくのです。ついに蟻の子のようになってしまいました。そこで太極拳を止めて、調和道の丹田呼吸法をやってみました。やはり駄目でした。これもどんどん小さくなっていくのです。

そのとき思いました。気功というものは地に棲む人が虚空と交流するための手段なのであって、虚空に棲む人にとっては無用の長物なのだ。それからというもの草原では気功の類は敢えてやっていません。

草原の虚空との出会いは忘れもしない1987年の6月のことでした。ホロンバイル大草原の中心都市ハイラル市にある盟立病院に附属のがんセンターができたのを機に友人の北京の中日友好医師の李岩《りがん》さんに連れられて記念講演のために訪れたのです。

モスクワ行きの国際列車に乗り込んで雨の北京駅を出発したのが午後の3時、ハイラル駅到着は翌々日の午前3時というのですから36時間の旅です。なんの予備知識もなかったのでこれにはいささか驚きました。ハイラル駅のホームは午前3時だというのに黒山のような人だかりです。私たちを迎える人々と聞いて2度びっくり。翌朝早く宿舎の「呼盟賓館《こめいひんかん》」に現れたのが、通訳担当の内科医アルタンサン先生。ハルピンにあった日本の軍医学校卒だけあってきわめて流暢な日本語です。滞在中の日程を説明してくれるのですが、なんと3日目に私が食道がんの手術を執刀することになっていると聞いて3度目のびっくり。術後2週間ほどしてやっと人心地がつくまで見とどけるのが執刀医の責任。術後2日目には北京に帰る私が執刀するわけにはいかないと説明して断りますが、病院当局は聞き入れてくれません。術後管理は私たちがしっかりやるから心配するなと言います。押問答は翌日まで持ち越し。

翌日、党書記の李興堂《りこうどう》氏が私たちの歓迎昼食会を開いてくれました。病院側が私の執刀問題を書記さんに訴え、書記さんが私に説明を求めます。「……この件は帯津先生が正しい！」という鶴の一声で一件落着です。翌日の手術はウインダライ外科部長が執刀。私が第一助手、朴棟材《ほくとうざい》医師が第二助手で無事終了。ウインダライ部長の私を観る目が変わりました。終始一貫、手術を断り続けていたことを同じ外科医として評価したのです。夜の懇親会の席上、私の病院に留学したいといいます。

翌日は晴れて車を列《つら》ねて草原に。陽炎の中に眠る大草原に感動。このときは映画『アラビアのロレンス』の冒頭のシーンを想い出しただけで、まだ虚空は感じてはいません。半年間の留学を終えて帰国するウインダライさんといっしょに2度目の草原。このとき初めて虚空を感じたのです。それから隔年に大草原を訪れることに。ウインダライさんは肺がんで逝去。その弟子の孟松林《もうそんりん》さんとアルタンサンさんがいつも迎えてくれます。

ホロンバイル大草原の高い空は、私にとって虚空の大いなるいのちそのものなのです。

17

笑う（と、健康長寿が実現できる）

主な効果

免疫力が向上する　痛みや不快が緩和される

自律神経のバランスが調う

**特に
こんな人へオススメ**

- ☑朝までグッスリ眠りたい
- ☑風邪を引きやすい
- ☑なんとなく体調がよくない
- ☑元氣が出ない／やる氣が出ない／氣分が晴れない
- ☑便秘・下痢／高血圧・低血圧

世界最長寿としてギネスブックに載った鹿児島県の泉重千代《いずみしげちよ》さん。114歳だった当時、報道陣から興味深い質問が飛び出しました。

記者　長寿の秘訣はなんでしょうか？

重千代さん　まあ、酒と女かのう。

記者　どんなお酒を飲んでいるのですか？

重千代　黒糖焼酎を薄めて飲むんじゃ。

記者　では、女性はどんなタイプがお好きですか？

重千代　やっぱり、年上かのう。

重千代さんより年上を探すのは、なかなかむずかしいでしょう……。

双子の長寿姉妹きんさんぎんさんにも、楽しいエピソードがあります。

記者　テレビや雑誌など、すごい出演料でしょうね。お金はなにに使うのですか？

きんさんぎんさん　老後の蓄えにします！

長寿者はユーモアのセンスも一流ですね。

（もしかしたら、本氣で言っていたかもしれませんが……）

泉重千代さんも、きんさんぎんさんも、とてもユーモアにあふれ、いつも笑顔の絶えない方だったそうです。

「笑い」は健康長寿の秘訣といえるでしょう。

じっさいに、落語を聴いたあとでリウマチの痛みや炎症を示す物質が顕著に減少した例や、漫才を聴いたあとで糖尿病患者の血糖値が大幅に下がっていた例など、笑いの効能はさまざまな研究で実証されています。また、**NK（ナチュラル・キラー）細胞という免疫細胞が活性化することもわかっていますから、よく笑う人は病気にかかりにくい**のです。「バカは風邪を引かない」の「バカ」は、よい意味で「よく笑っている人」のことなのかもしれませんね。

「サタデー・レビュー」編集長やカリフォルニア大学医学部教授を務めたノーマン・カズンズさんは、著書『笑いと治癒力』（松田銑訳・岩波書店）のなかで、病気を克服した自らの体験について次のように述べています。

「ありがたいことに、10分間腹を抱えて笑うと、少なくとも2時間は痛みを感じずに眠れるという効き目があった」

笑いには、痛みを和らげる効果もあるのです。

知り合いの落語家さんが「面白くて笑うのは当たりまえ。面白くなくても笑っていたほうが健康にもぜったいにいいんです。そのほうが僕たちも助かるし」と言っていました。

笑っていると、周りにも自然に笑顔があふれます。笑いは、自分も周りも健康にしてくれる万能薬。まさに「笑う門には福来たる」ですね。

口角を上げるだけでも副交感神経は活性化する、という実験結果があります。

表情筋が動き、顔にあるたくさんのツボを刺激することも、健康効果の一因でしょう。

落語や漫才、テレビのバラエティー番組なども上手に活用しながら、毎日の生活で楽しく笑える機会をどんどんつくってください。

1分でできる「笑う」工夫あれこれ

・鏡を見ながら笑ってみる

面白くなくても、とりあえず鏡を見ながら笑ってみます。

30秒も経たないうちに、なんとなく氣持ちが変わってくるのが実感できるでしょう。

私の場合、鏡の前で笑っている自分がだんだん可笑しくなってきて、本当に笑い出してしまうこともしばしば。この瞬間に免疫力が高まり、自律神経が調っているのだと思います。

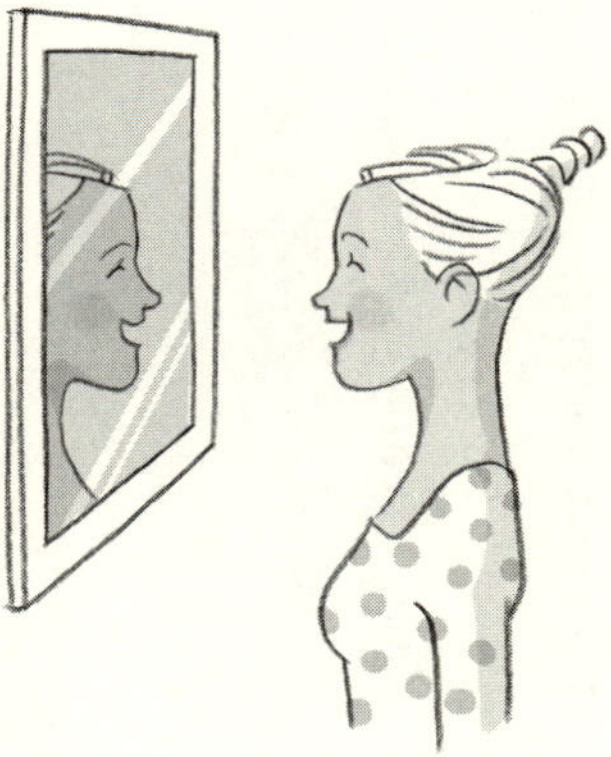

・思わず笑顔になるグッズを置く

見るたび、思わず笑顔になってしまうようなグッズを活用します。

家族やペット、楽しかった想い出の写真、旅先でのグッズなどを、自宅や職場などのあちらこちらに置いておきましょう。

これらを見るたびにあふれる自然な笑顔が、毎日の健康を支えてくれます。

・ペンをくわえる

ペンを横にして、奥歯のほうでくわえます。

自然に口角が上がり、笑ったときと同じ表情筋が刺激されます。

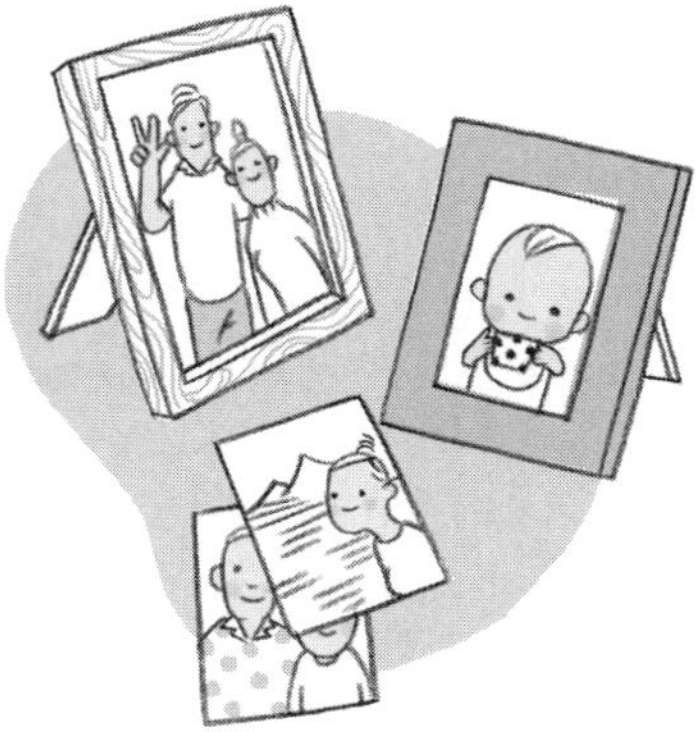

ストレスやイライラを感じているときにもオススメです。

注＝先端でケガをしないよう十分に氣をつけてください。


「顔の表情が、感情をつくり出している」

心理学者のウィリアム・ジェームズの言葉です。

笑顔は「健幸」な毎日の基本ですね。

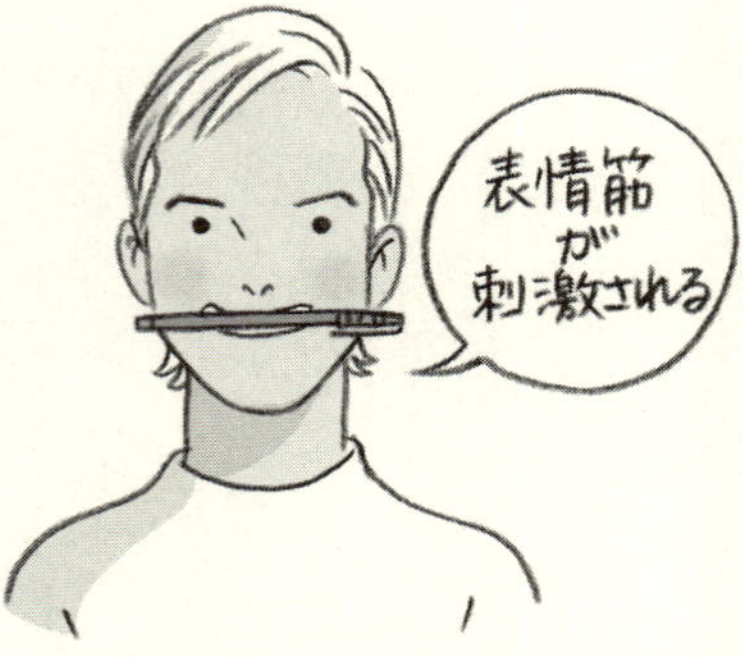

医者いらずになる　1分間健康法 ―― **17**

帯津良一の健康法のツボ⑰

かなしみとときめき

笑う門には福来るというくらいですから、いつも笑いの絶えない家族、社会というものが悪いわけはありません。しかし笑ってさえいればよいのでしょうか。

以前、作家の五木寛之さんと対談したとき。「なあぁ、帯津さん、笑っていればいいというものじゃないよなぁ」としみじみと言われたのがいまだに耳に残っています。

私も同感です。私たちは孤独なる虚空の旅人です。旅人は旅情を抱いて生きています。旅情とは喜びと悲しみ、ときめきとさびしさなどが錯綜したしみじみとした旅の想いです。以前から講演のために全国を飛び歩いていますが、帰路の新幹線の駅や空港の食堂で一人杯を傾けながら旅情に浸るのを至福のひとときとしています。

時間にしておよそ40分。まずは生ビールで喉をうるおしたあと焼酎のロックを2杯というところでしょうか。おつまみは取ったり取らなかったり、旅情を妨げない程度の軽いものがあれば、というところです。

そうしながら気がついたのです。しみじみとした旅の想いといっても、その根底に横たわるのはかなしみであると。ちなみにかなしみには愛しみ、悲しみ、哀しみと3つの漢字が当てられていますが、それぞれ多少のニュアンスの違いがあって、これを正確に使い分けるのは大変なので、かなしみと平仮名を用いることにしています。

生きるかなしみに気づいたのはもう少し前でしょうか。人間まるごと対象とするホリスティック医学に目覚める以前の手術に明け暮れしている頃は、患者さんの心に目を向けるということは絶えてありませんでした。頼むのはわが手術の腕のみという、まさに若気のいたりだったのです。

それが、わがホリスティック医学の登竜門というべき中国医学に手を染めるようになると、患者さんの顔をよく見るようになります。顔をまじまじと見ていると少しだけ心が読めるようになります。すると心の持ち様と病状の推移の間には深い関係があることに気がついたのです。

どうやら明るい前向きの心を持つ人の方は経過がいいのです。ならばすべての患者さんに明るい前向きな心を抱いてもらうようにサポートすることが、がん治療の要ではないか。よし！　心理医療のチームをつくろうということで、当時まだ心療内科の医師になったばかりの降矢英成《ふるやえいせい》さん（現・日本ホリスティック医学協会副会長）がこれまた2人の若い心理療法士さんをつれて乗り込んで来たのです。

世界でもまだ珍しかった、がんの心理療法を手がけるということで、この3人を核として馳せ参じた医師、看護師、鍼灸師を含めてチーム全体に清新の気が漲っていました。いま思い出しても懐かしさが込み上げて来ます。

ところがチームが発足して3ヵ月ほどした頃、人間、もともと明るく前向きにはできていないことを思い知ったのです。明るく前向きな心ほど脆いものはありません。検査結果を告げる私の一声で、ガラガラと音を立てて崩れ落ちます。

私は人間の本性とは何か。それからというもの人間の本性を求めて人間を観察し本を読み漁りました。そうして辿りついたのが生きるかなしみだったのです。それが旅情の根底に横たわるかなしみだったのです。

生きとし生けるもの、なべてかなしみを抱いて生きているとすれば、互いのかなしみを敬い、寄り添い合って生きるしかありません。そう思うと、ただ笑ってさえいればよいというものではないのです。

前述したように、かなしみには人を癒す力があります。つまり自然治癒力の一つなのです。ちょっと寄り添い合うだけで、すばらしい癒しの世界が実現されるのです。

しかし、かなしみだからといって深く潜行するだけが能ではありません。旅情には「ときめき」というものが備わっています。ときめきとはベルクソンの「生命の躍動（エラン・ヴィタール）」です。内なる生命場のエネルギーが高まって溢れ出るときにときめくのです。それも強いかなしみの大地から一気に駆け上がるのですから、その爆発力は並ではありません。

私たちが生きていく上での原動力はこのときめきなのです。笑う門には福来るの根底にはそうしたときめきがあることを是非、肝に銘じてください。

おわりに

いまでも敬愛して止まない馬済人さん（上海市気功研究所）によれば、中国古代の人々が一日の農耕の疲れを癒すために、身体をゆり動かしたり深い呼吸をしたりしたのが気功の始まりであるといいます。

ここに取上げられた、両手をすり合わせたり、耳をひっぱったり、身体を海中のワカメのようにゆらゆらさせたりといった簡にして要を得た17の動作も、鳴海周平さんの日々の実体験のなかから生まれたのでしょう。

一見、簡単なように思えますが、これは初々しい心があって初めてできることなのですよ。嘘だと思ったら、一度、鳴海周平さんに会ってみてください。そして彼の風貌から滲み出る初々しさを感じ取ってください。きっと納得がいきますよ。

さらに、これは簡単でいいと安心してしまわず、私の大好きな貝原益軒や、これまた敬愛して止まない吉元昭治さんの著作などに接して一つ一つの動作のメカニズムを知り、その効果を確かめようとするところがいいですね。その上で私にバトンが渡ってきたのです。

バトンを手にして走り出してみると、そこには絢爛《けんらん》たる世界が広がっていました。まずはわれらが西洋医学の最先端、腸管免疫、樹状細胞、オキシトシンなどが登場します。そして、これらの司令塔たる自然治癒力。これこそわが生涯の最大のテーマです。

自然治癒力の正体は？　阿弥陀さまの本願と生きとし生けるものがなべて胸に抱くかなしみ。他力と自力の統合だ！　うん、これならとりあえずは了解だ。あとはエビデンスを求めて行くことですが、これには気の遠くなるような時間が必要です。

そして呼吸法。中国最古の医書『黄帝内経』や『荘子』に始まる綺羅星の如き先達たち。わが国の呼吸法のルーツといえば臨済宗中興の祖と崇められる白隠《はくいん》慧鶴《えかく》さんです。呼吸法を超えて虚空と一体になれ！と言います。

虚空といえば中国は内モンゴル自治区ホロンバイル大草原の高い空。そのはるか西の砂漠に不時着したサンテグジュペリの見た星の王子さまはひょっとすると老子だったのかもしれません。いや、薬師如来さんだったという説もあります。いずれにしても人相がいい。

人相は阿頼耶識の大いなるいのちが末那識を経て六識を通して外に現れたものなのでしょう。ここまで辿り着いたあなたの人相もすばらしいですよ。

帯津良一

【参考文献】

『「足もみ」で心も体も超健康になる！』（田辺智美著・三笠書房）
『あなたに贈る食の玉手箱』（星澤幸子・鳴海周平著・ワニ・プラス）
『あなたの人生を変える睡眠の法則』（菅原洋平著・自由国民社）
『歩くとなぜいいか？』（大島清著・ＰＨＰ研究所）
『いくつになっても「寝たきり」にならない３つのコツ』（丸山淳士著・日東書院本社）
『医者に殺されない47の心得』（近藤誠著・アスコム）
『１日１分てのひらをもみなさい』（足利仁著・泰文堂）
『１日１分であらゆる疲れがとれる耳ひっぱり』（藤本靖著・飛鳥新社）
『１日１分で人生が変わるおなかもみ上げ』（永井峻著・自由国民社）
『１日５分 副交感神経アップで健康になれる！』（松井孝嘉著・朝日新聞出版）
『１分で疲れがとれる！指ヨガ呼吸法』（龍村修著・青春出版社）
『カラダの声をきく健康学』（北村昌陽著・岩波書店）
『からだは宇宙のメッセージ』（青木宏之著・地湧社）
『カルマからの卒業』（はせくらみゆき著・ヒカルランド）
『奇跡のライオンあくび健康法』（駒川耕司著・コスモトゥワン）
『逆に病気を呼び込んでいる44の健康法』（川嶋朗著・宝島社）
『気力をうばう「体の痛み」がスーッと消える本』（富永喜代著・アスコム）

参考文献

『首の後ろを押すだけで元気になる！』（松久正著・宝島社）
『「健康」に振りまわされない生き方』（帯津良一著・青春出版社）
『健康の基本～心と体を健康にするカンタン習慣63』（鳴海周平著・ワニ・プラス）
『健康はあなたの体が知っている』（永野正史著・サンマーク出版）
『心を静める』（藤平信一著・幻冬舎）
『「3行日記」を書くと、なぜ健康になれるのか？』（小林弘幸著・アスコム）
『上手に生きる養生訓』（平野繁生著・日本実業出版社）
『自律神経を整える「あきらめる」健康法』（小林弘幸著・角川書店）
『「親切」は驚くほど体にいい！』（デイビッド・ハミルトン著 有田秀穂監訳・飛鳥新社）
『ストレスすっきり!! 脳活習慣』（有田秀穂著・徳間書店）
『ズボラでも血圧がみるみる下がる49の方法』（渡辺尚彦著・アスコム）
『ズボラでも血糖値がみるみる下がる57の方法』（板倉弘重著・アスコム）
『体温を上げると健康になる』（齋藤真嗣著・サンマーク出版）
『超健康になる「顔もみ療法」』（長田裕著・マキノ出版）
『腸をダメにする習慣、鍛える習慣』（藤田紘一郎著・ワニ・プラス）
『「疲れない身体」をいっきに手に入れる本』（藤本靖著・さくら舎）
『手の治癒力』（山口創著・草思社）
『「糖化」を防げば、あなたは一生老化しない』（久保明著・永岡書店）
『長生きしたけりゃふくらはぎをもみなさい』（槙孝子著・アスコム）

『なぜ、「これ」は健康にいいのか？』（小林弘幸著・サンマーク出版）
『なるだけ医者に頼らず生きるために私が実践している100の習慣』（五木寛之著・中経出版）
『脳科学からみた「祈り」』（中野信子著・潮出版社）
『100歳になっても脳を元気に動かす習慣術』（多湖輝著・日本文芸社）
『耳をひっぱるだけで超健康になる』（飯島敬一著・フォレスト出版）
『人の哀しみがわかる医者になってほしい』（帯津良一著・イースト・プレス）
『まぁるく生きる』（帯津良一著・海竜社）
『未病にきく15のワザ』（未病にきくワザ取材チーム著・JAF Mate社）
『目は1分でよくなる！』（今野清志著・自由国民社）
『免疫を高めて病気を治す口の体操「あいうべ」』（今井一彰著・マキノ出版）
『やせる、健康になる、頭がよくなる「耳ひっぱり」』（飯島敬一著・マキノ出版）
『ゆっくり呼吸で病気は治る！』（帯津良一著・宝島社）
『ゆるすいっち。』（おのころ心平著・主婦の友社）
『養生外史（中国篇）』（吉元昭治著・医道の日本社）
『レコーディング・ダイエット 決定版』（岡田斗司夫・文藝春秋）
『笑いと治癒力』（ノーマン・カズンズ著 松田銑訳・岩波書店）

医者いらずになる「1分間健康法」

2014年12月25日 初版発行
2019年12月10日 7版発行

著者 帯津良一×鳴海周平

帯津良一（おびつ・りょういち）
日本ホリスティック医学協会会長。日本ホメオパシー医学会理事長。1961年、東京大学医学部卒業。東京大学医学部第三外科、都立駒込病院外科医長を経て、1982年、帯津三敬病院を開院、現在は名誉院長。西洋医学に中医学やホメオパシーなどの代替医療を取り入れ、ホリスティック医学の確立を目指している。『健康問答』（五木寛之共著 平凡社）『全力往生』（小学館）など著書多数。

鳴海周平（なるみ・しゅうへい）
1971年、北海道生まれ。幼少の頃から可愛がってくれた曾祖母への想いから、ヒーリングなど心身を癒す健康法・養生法を学ぶ。現在、㈱エヌ・ピュア代表として、こころとからだを癒す本物商品の開発・普及にあたる傍ら、心身の健康に関する情報を雑誌連載やラジオ、Webを通して発信中。著書に『健康の基本』（ワニ・プラス）など。鳴海周平オフィシャルサイト http://narumi-shuhei.com/

発行者　佐藤俊彦

発行所　株式会社ワニ・プラス
〒150-8482
東京都渋谷区恵比寿4-4-9 えびす大黒ビル7F
電話　03-5449-2171（編集）

発売元　株式会社ワニブックス
〒150-8482
東京都渋谷区恵比寿4-4-9 えびす大黒ビル
電話　03-5449-2711（代表）

装丁　橘田浩志（アティック）
編集協力　小栗山雄司
イラスト　原田英子
DTP　岡本典子
印刷・製本所　平林弘子
　　　　　　　大日本印刷株式会社

本書の無断転写・複製・転載を禁じます。落丁・乱丁本は㈱ワニブックス宛にお送りください。送料小社負担にてお取替えいたします。ただし、古書店で購入したものに関してはお取替えできません。

©Ryoichi Obitsu Shuhei Narumi 2014
ISBN 978-4-8470-6076-2
ワニブックス【PLUS】新書HP　http://www.wani-shinsho.com